I0711919

Robert ANDREANI

IL LIMONE

PER LA TUA SALUTE

MINERALIZZANTE - EUPEPTICO - BATTERICIDA

REGOLATORE DEL PH DEL SANGUE - ANTISCLEROSA

PROTETTORE DEL CUORE, DEI VASI E DEL FEGATO

IPOTENSIVO - ANTILITIASICO

RIGENERATORE DEL TESSUTO CONNETTIVO

ANTICOLESTEROLEMICO

Editions Votre Santé

La collection

LA MELA per la tua SALUTE

CAVOLO per la tua SALUTE

POLLINE per la tua SALUTE

LE FONTI DELLA GIOIA

ARGILLA Come usarla

© 2024 by Robert ANDREANI - 02200 Soissons

ISBN : 9798333553140

GLI AGRUMI PIÙ RICCHI

Adornato di un colore caldo, addirittura abbagliante, il limone, ricco di virtù incomparabili, si presenta a noi come un mago d'Oriente. È infatti originario dell'Asia. Il suo luogo di nascita è in India. Fu ai piedi dell'Himalaya, sui monti Nilghim, che fu scoperto l'albero del limone selvatico. Si troverà anche ai piedi dei Ghati occidentali, nelle catene montuose del Deccan, vicino al Mar Arabico.

Da lì si diffuse in altre parti dell'India, poi emigrò in Media e Mesopotamia. Lì, in questa regione dell'Asia, in questo vasto paese compreso tra i due fiumi, l'Eufrate e il Tigri, gli ebrei, durante la cattività babilonese, impararono a coltivarlo e lo importarono in Palestina. Gli ebrei furono sedotti da questo frutto e, senza dubbio come uomini del Signore, lo introdussero in certe cerimonie religiose.

Sembra però che Greci e Romani non dessero particolare considerazione al limone.

Il "divino oratore" Teofrasto la chiamò col nome di mela mediana, e nelle sue opere sulle piante descrisse un metodo per piantarla mediante il grano; tuttavia non vi è alcuna prova che i suoi connazionali seguissero il suo insegnamento su questo punto.

L'amarezza e l'acidità di questo frutto probabilmente impedirono ai Greci e ai Romani di renderlo un consumo comune. Ma anche loro erano stati attratti dall'aspetto del limone. I loro cantanti, esprimendo sentimenti popolari, ne hanno fatto risalire l'aspetto alla mitologia.

Questo colore, questa curvatura non poteva che evocare gioia e fertilità. Fu certamente in un momento di grande giubilo sulla terra che nacque il limone. Ora nulla, in termini di gioia, poteva superare quello suscitato dalla notizia del matrimonio di Giove con Giunone. Quindi senza dubbio quel giorno è nato il limone.

Questo spiega perché i Greci lo includevano nelle loro cerimonie nuziali.

Ateneo elogiava il potere antiveleno del limone. L'ha fatto a modo suo, mescolando leggenda e storia. Secondo lui il tiranno Clearco aveva deciso di avvelenare alcuni dei suoi sudditi. Resisi a conoscenza di questo disastroso desiderio, essi, ispirati dagli dei, consumarono una grande quantità di limoni e il veleno non ebbe su di essi alcun effetto.

Lo stesso autore rivela che due condannati dovevano essere consegnati agli aspidi. Anche loro hanno avuto l'idea di mangiare i limoni. Del tutto immuni, i terribili morsi dei rettili, che uccisero Cleopatra, non ebbero alcun effetto su di loro.

Il giudice, saputo che questo miracolo era dovuto al limone, volle andare a fondo della questione... ahimè, ricominciando la tortura. Razionalista prima della lettera, diede dei limoni a uno solo dei condannati e fece vigilare l'altro perché non li mangiasse. Condotto nuovamente alla tortura, il primo resistette ai morsi velenosi dell'aspide affamato, ma il secondo morì subito. Dimostrazione IN VITRO! Ateneo non dice se una terza tortura sia avvenuta per il sopravvissuto e questa volta senza limoni.

Già Virgilio nelle Georgiche aveva elogiato, come antidoto, la mela mediana, talvolta confusa con l'arancia amara. Scrive che una matrigna, covando oscuri disegni sui "figli di un'altra madre", tentò di avvelenarli - sicuramente le matrigne hanno sempre covato oscuri disegni, per non parlare dei serpenti che riscaldano nel loro seno. Ma « i figli di un'altra madre » ricorrendo al succo acido e sovrano del divino presente di Giove, la matrigna fu a sue spese e «la forza ritornò ai corpi devastati».

GLI AGRUMI PIÙ RICCHI

Tuttavia fu solo nel IV secolo d.C. che la coltivazione del limone si diffuse in Italia e successivamente nel Medioevo in Francia e Spagna. Santa Ildegarda, nel suo monastero di Saint-Rupert nell'XI secolo, studiò il febbrifugo azione del succo di limone. Altri guaritori e medici ne elogiarono le proprietà vermifughe e antipestilenti. La linfa-rimedio veniva prescritta per scacciare la bile nera ed era consigliata anche come prevenzione contro ogni contagio e veleno.

Nello stesso periodo, rinomati medici, come Amatus Lusitanus, lo usavano come diuretico alla dose di quattro once, assicurando che il meraviglioso elettuario fluidificasse e riducesse i materiali spessi che ostruivano la vescica. Ovviamente gli studiosi hanno spiegato questo gesto come meglio hanno potuto. Ciò non mancava di logica. Inoltre, ai nostri ricercatori non mancano mai le spiegazioni apprese.

Fu anche intorno all'XI secolo o alla fine del X che l'uso medico del limone cominciò a diffondersi nei paesi musulmani e perfino nel Maghreb. Ibn-Sina Avicenna, il principe dei medici, ne prescriveva l'uso contro l'itterizia, le palpitazioni febbrili, i disturbi alle donne incinte, la dispepsia e il vomito.

Da allora in poi l'uso di questo succo non venne più negato. Guy Patin, nel XVII secolo, più conosciuto per le sue Lettere che per il suo talento di medico, ebbe tuttavia il merito di utilizzarlo al posto dei farmaci cardiaci che gli ispiravano poca fiducia. Jean-Baptiste Porta Lazare Rivière lo introdusse sempre più ampiamente nelle loro terapie, tanto che si poteva affermare che nessun vero medico ignorava la sua utilità.

Oggi, se il frutto si è spogliato delle sue leggende, ha guadagnato, si potrebbe dire, la sua laurea in scienze. Biochimici, clinici, dietologi hanno evidenziato l'azione batteriologica e batteriostatica dei suoi componenti acidi, gli effetti della vitamina C sull'integrità dei tessuti, la trasformazione dei sali acidi per ossidazione in carboidrati alcalini, ecc.

Torneremo su tutto questo in dettaglio, seguendo l'argomento di questa monografia.

COMPOSIZIONE E PROPRIETÀ

Il limone appartiene al genere Citrus, di cui esistono quattro varietà principali: Citrus medica lemonum, chiamato dagli inglesi lemon e che noi anticamente chiamavamo limon, per non confonderlo con il limone, di cui non ha tale buccia spessa, ma contiene un succo più acido; la seconda varietà è la Citrus medica acida, con frutti più sferici e succo molto acido; il terzo, Citrus lumia, i cui frutti, di forma regolarmente sferica, contengono un succo relativamente dolce; infine il quarto, Citrus medica, dai frutti allungati, con corteccia rugosa molto aromatica e leggermente acidula.

È la Citrus medica lemonum quella più utilizzata, sia per uso medico che alimentare.

L'albero del limone o limone è caratterizzato da foglie intere o leggermente dentate, con piccioli alati, con ali ridotte. Al momento della fioritura l'albero è ornato di fiori bianchi profumati, sfumati di viola. Tutti conoscono il suo bel frutto, oblungo, ruvido o liscio e terminante a punta.

Questa forma, che evoca in modo piuttosto distante un cuore, aveva precedentemente attirato l'attenzione dei seguaci della medicina conosciuta come la virtù significante delle piante. Secondo questa teoria, una pianta sarebbe in grado di guarire un organo malato quando presentasse qualche analogia con la forma di tale organo. Jean-Baptiste Porta attribuiva così alla forma del limone la sua azione benefica sul cuore. Ma se i poteri del limone nel corso del tempo si sono solo confermati, la dottrina della virtù significante che lasciava troppo spazio a interpretazioni fantasiose è caduta in disuso.

IL LIMONE PER LA TUA SALUTE

Questo frutto contiene, come tutti sanno, una polpa densa; questo è ricoperto da una corteccia, o scorza, di spessore non uniforme e contenente numerose ghiandole che secernono un'essenza dall'odore penetrante. Il frutto stesso è costituito da cellule o fette; ce ne sono dalle 9 11.

Queste cellule possono generalmente fornire circa cinquanta centimetri cubi di succo. Dalle analisi risulta che 100 g di succo contengono in media 7 g di acido citrico, 0,50 g di acido malico, 8,7 g di carboidrati; 1 g citrato di potassio, 2 g di sodio (sale), 140 mg di potassio, 13 mg di calcio, 8 mg di magnesio, 3 mg di cloro, 10 mg di fosforo, 5 mg di zolfo, 0,1 mg di ferro, 0,1 mg di rame, 0,003 mg di iodio. L'acqua di vegetazione nel frutto maturo non troppo lontano dalla raccolta è intorno ai 90 mg.

Il limone contiene un po' di vitamina A, vitamine B1 e B2 e 0,40 mg di vitamina PP, ma è la vitamina C o acido ascorbico a vincere di gran lunga. Molti autori concordano su un dosaggio oscillante tra 40 e 60 mg per 100 g. Segnaliamo anche la vitamina P o C2 contenuta vicino alla scorza e nella scorza.

Ti ricordo che il nostro organismo ha un bisogno essenziale di vitamina C. Ne richiede in media 50 mg al giorno. La carenza totale di vitamina C produce lo scorbuto. Questa malattia un tempo imperversava tra i marinai che mangiavano biscotti, farina e conserve devitaminate.

La vitamina C, oltre alla sua azione nell'utilizzo di numerosi nutrienti, svolge un ruolo importante nello sviluppo delle ossa e dei denti, nell'integrità del tessuto sanguigno e dei capillari; tende a normalizzare la pressione sanguigna e i livelli di zucchero nel sangue; protegge il cristallino e stimola la funzione surrenale e ovarica; in breve, favorisce la resistenza dell'organismo. Tornerò, inoltre, su questa importante questione.

I semi forniscono un principio amaro – la limonina – e un olio grasso.

UTILIZZARE E CURARE

Ora che abbiamo una conoscenza base del limone, ma sufficiente ai fini di questo studio, potremo avvicinarci ai principi di utilizzo e trattamento.

Consideriamo innanzitutto che oltre all'importante apporto di vitamina C, il succo di limone fornendo zucchero, acido citrico e citrati facilmente assimilabili costituisce un prezioso "carburante". È infatti un succo vivo ed energetico che nessuno può trascurare.

D'altro canto questo frutto esercita un'azione inibitoria molto importante contro lo sviluppo di bacilli indesiderati nella bocca e in tutto il tratto digestivo dove, secondo il parere di altri autori, garantisce l'equilibrio della flora microbica.

Questo potere non deve stupire, ed è coerente anche con l'intuizione degli antichi, se si considera che le componenti acide si oppongono all'azione microbica e che, come abbiamo appena visto, la vitamina C rafforza le difese naturali e tonifica i tessuti.

Inoltre il limone come alimento agisce come detergente, rafforzando così le virtù battericide del succo.

AZIONE DEMINERALIZZANTE

Qui, alla luce delle ricerche più recenti, bisognerà vedere se il limone abbia o meno un'azione demineralizzante.

Questa è infatti la critica più frequente che gli viene rivolta.

Per questo motivo si sono levate voci di spicco per vietarne il consumo. In particolare il dottor Paul Carton che ha scritto in: Il Decalogo della Salute: "I frutti acidi sono proibiti perché demineralizzano e perché decalcificano ossa e denti. Negli artritici e nei dispeptici - ormai così numerosi - gli acidi vengono bruciati in modo incompleto durante la digestione e passano nel sangue. Per mantenere l'alcalinità del sangue, il corpo, come difesa naturale, rimuove immediatamente le basi minerali dai tessuti corporei, dalle ossa e dai denti, il che produce una degradazione dei minerali e una diminuzione della resistenza alla fatica e alle infezioni.

Ebbene vedremo, in tutta obiettività, che questa condanna dei frutti acidi e in particolare del limone è assolutamente infondata.

È stato accertato, infatti, che i citrati, una volta bruciati nei tessuti, lasciano un residuo moderatamente alcalino, quindi contrario all'acidità e che quindi la loro azione finale tende a mantenere la nostra riserva alcalina al suo livello normale. Ciò ha fatto affermare al dottor Mc Lester che "la proprietà di conversione basica degli agrumi è notevole".

Gli esperti dietologi oggi affermano che i sali acidi degli acidi organici perdono per ossidazione, durante il metabolismo, cioè gli scambi intracellulari - assimilazione, disassimilazione - perdono, dico, la loro acidità primitiva e danno luogo alla formazione di carboidrati alcalini aventi le proprietà e caratteristiche delle basi.

Ecco perché, contrariamente all'opinione professata dal dottor Carton e dai suoi seguaci e ai pregiudizi popolari, possiamo già sostenere che il succo di limone svolge nell'organismo umano un ruolo diametralmente opposto a quello degli acidi.

Lungi dal decalcificare il corpo o danneggiare lo scheletro, l'acido citrico ha un effetto determinante sulla ritenzione del calcio. Naturalmente, i ricercatori non sono ancora riusciti a dimostrare il meccanismo di questa ritenzione, ma hanno dimostrato la ritenzione e hanno stabilito che l'equilibrio acido-base viene notevolmente migliorato dal consumo di limone.

La verità è che il calcio è stato identificato come acido e può essere assimilato.

Inoltre, diverse specialità farmaceutiche utilizzano il

succo d'arancia, che contiene anche acido citrico in una percentuale significativa. Questo succo viene utilizzato proprio come eccipiente molto attivo per la somministrazione di calcio e vitamina C. L'assimilazione da parte dell'organismo è resa particolarmente facile grazie al complesso vitaminico-pectico che è formato dalla pectina del frutto.

Ecco anche una ricetta a base di limone consigliata contro la decalcificazione da Léonce Carlier nella sua opera "Verdure e frutti che guariscono": "Introdurre nella bottiglia da un quarto di litro con chiusura meccanica, un trito fine, aggiungere il succo di limone, tappare e conservare in frigorifero per due ore. Agitare la bottiglia, filtrare, aggiungere mezzo litro d'acqua e dolcificare. Prendi questo preparato più volte durante la giornata. Continuare questo trattamento per tre settimane.

In realtà la causa della decalcificazione non è il limone o gli agrumi, ma un rapporto insufficiente tra calcio e vitamina D.

Troppo spesso perdiamo di vista – e la responsabile è, nella maggior parte dei casi, la mamma che prepara i pasti – che la frutta, la verdura e tutte le piante sono praticamente prive di vitamina D, tranne il cacao. Tuttavia, questa vitamina cosiddetta antirachitica è essenziale per la formazione e il mantenimento delle ossa, dei denti e quindi dello scheletro. Senza di esso, senza questo messaggero biochimico, è quasi impossibile utilizzare il calcio contenuto negli alimenti.

Dove manca la vitamina D i bambini diventano vittime del rachitismo, anche se sono sazi di agrumi e di calcio, ma non perché sono sazi di agrumi. L'olio di fegato di merluzzo, che è la fonte più importante di vitamine A e D, combatte efficacemente il rachitismo. Questo lo sanno tutti ed era già stato osservato prima della scoperta delle vitamine.

Ma l'olio di fegato di merluzzo non è comunemente consumato. Quali sono allora le fonti di questa preziosa

vitamina? Ebbene, oltre all'olio di fegato di pesce, ci viene fornito dalla carne di tonno e di anguilla e, in misura minore, dal burro, dal tuorlo d'uovo, dai fegati di manzo, di agnello e di vitello.

Una fonte incomparabile di vitamina D: il sole. In effetti, la vitamina D è l'unica che l'uomo non può sintetizzare sotto l'azione dei raggi ultravioletti degli steroli contenuti nelle zone franche grasse della pelle.

In alcuni casi il medico può dover prescrivere la vitamina D sotto forma di specialità farmaceutica. È quindi necessario attenersi rigorosamente alle sue istruzioni. Alcune persone forzano la dose o la impiegano troppo tempo. I bambini si caricano così di vitamina D. Un eccesso con gravi conseguenze. Il soggetto impallidisce, perde l'appetito, è assetato, il livello dell'urea e del calcio nel sangue aumenta. Se la somministrazione di vitamine viene continuata, esiste il pericolo di morte e ciò può verificarsi entro poche settimane o addirittura pochi giorni.

La cautela deve essere la regola, come altrove nel luogo di tutti i farmaci il cui uso sconsiderato ha sempre conseguenze dannose immediate o lontane.

If the diet is well balanced with, in addition to raw vegetables and a moderate ration of meat, milk, fish, cottage cheese, butter, in other words foods rich in phosphates and calcium salts, in vitamins, in particular vitamin D - without forgetting sunbathing taken without exaggeration - the quality of calcification will be optimal, especially if we need to consume citrus fruits in general and lemons in particular .

It is in the duodenum that citric acid facilitates the absorption of calcium. In this portion of the intestine, the alkaline bile removes the acidity from the chyme, the food mixture resulting from the action of gastric juice; which has the effect of making a large part of the calcium insoluble and therefore unassimilable.

Lemon corrects this tendency of negative digestion by adding its supplement of biological acid and therefore favorable to the intestinal level of calcium penetration to then improve, as I pointed out above, the cell retention.

In addition, lemon alkalizes the moods. We know that meats, cheeses and starchy foods tend to increase the acidity of the internal environment and that vegetables and fruits have an alkalizing capacity. Well, lemon, despite its citric acid, tends to alkalize the moods.

Citric acid, I repeat, is converted into alkaline salts, citrates which dissolve in the blood, pass into the internal environment and normalize its alkalinity.

This action is also very important if we consider that health and longevity depend, to a large extent, on the balance of the inner environment - this root of life - as I explained at length in "Integral Rejuvenation Treatment ".

Therefore, by raising the level of alkaline reserve, lemon is a valuable aid in the fight against the process of organic involution and senescence, against infectious diseases and in particular against arthritic syndromes and rheumatic conditions.

AZIONE EUPETTICA

Il limone è anche criticato perché aumenta la secrezione di acido cloridrico e causa acidità. Alcuni arrivano addirittura a attribuirgli la responsabilità della formazione di ulcere gastriche.

Questi sono altri pregiudizi, e vedremo che al contrario, lungi dallo scatenare l'ipercloridria, il succo di limone ha un'azione eupeptica, cioè favorisce la digestione.

Se capita che alcune persone avvertano bruciore dopo aver consumato succo di limone, si tratta in realtà di un segnale d'allarme che dovrebbe incoraggiarle a rivedere il loro modo di mangiare e a correggerlo. Se, nonostante la guarigione effettuata, il bruciore di stomaco continua a manifestarsi, è necessario allora consultare il medico per ridurre questa ipercloridria, non causata dal limone, ma da esso rivelata, e che rischia di provocare un'ulcera.

Molto spesso l'acidità avvertita in seguito all'assorbimento del limone deriva da una scarsa composizione del menu ; pasta, amidi, riso, pane in eccesso, castagne, banane, zucchero industriale in eccesso, alcol sono incompatibili con il limone. Tornerò su questeincompatibilità. D'ora in poi lo sottolineo, sottolineo che gli stomaci delicati, quando nel loro menu compaiono cibi a base di amido, dovrebbero consumare il limone solo dopo che sono stati completamente digeriti.

D'altra parte, è frequente che i bambini e gli adolescenti abbiano secrezioni di succo gastrico insufficienti per garantire sia le esigenze di digestione che quelle di disinfezione dello stomaco. Infatti, le ghiandole gastriche raggiungono generalmente il massimo potere di secrezione solo intorno ai vent'anni. Ecco perché il consumo di agrumi e in particolare di limone è indicato anche durante l'infanzia e l'adolescenza.

Ugualmente, dopo i quaranta anni, si ha involuzione delle ghiandole gastriche e conseguentemente insufficiente secrezione di acido cloridrico. Per lo stesso motivo il limone eserciterà un'apprezzabile azione eupeptica.

*

* *

Visto che parliamo di digestione, vi segnalo quest'altra ricetta di Léonce Carlier che ho provato più volte con successo contro l'indigestione: "Spremi il succo di limone in un bicchiere. Riempi un altro bicchiere con acqua Vichy o, in mancanza, acqua normale in cui è stato sciolto un cucchiaino di bicarbonato di sodio. Bevi alternativamente da un bicchiere all'altro."

LIMONE ED ENZIMI

Il professor Stolkowski ricorda nella sua opera Les Enzymes la seguente definizione formulata da Haldane.

"Gli enzimi sono catalizzatori organici, solubili, colloidali, prodotti da un organismo vivente. Va aggiunto che si tratta di sostanze termolabili, che agiscono solo in modo specifico e sono in grado di funzionare all'esterno della cellula. A parte alcuni enzimi che hanno mantenuto nomi particolari (tripsina, pepsina), usiamo, per denominare un fermento, il nome del substrato su cui agisce specificatamente, evochiamo il suo modo d'azione e aggiungiamo il suffisso asi.

Ricordiamo anche che il termine deriva dal greco en, dans e zyme, lievito. In effetti è un fermento.

Diamo uno sguardo più da vicino a questa definizione. Un catalizzatore, ricordiamolo, è un corpo la cui presenza in un ambiente provoca modificazioni di alcune altre sostanze, senza subire esso stesso una modificazione.

Quindi gli enzimi modificano altri corpi e sono solubili in acqua e generalmente in glicerina. Sono colloidali, cioè della natura della colla gelatinosa. Le soluzioni enzimatiche sono tutte colloidali; in altre parole le particelle non sono disciolte in un liquido ma in sospensione.

Gli enzimi sono prodotti di organismi viventi ed esistono sia nel regno animale che in quello vegetale. Si trovano nel sangue, negli umori, nella linfa, ma la loro collocazione è nella cellula dove vengono sintetizzati, cioè composti. Provengono dalla cellula ma agiscono fuori dalla cellula.

La definizione di cui sopra specifica che sono termolabili, prefisso termo, caldi e labili, cadenti, quindi suscettibili di essere distrutti dal calore.

Questa definizione e l'esame che ne abbiamo appena fatto rivelano l'importanza degli enzimi. Presiedono infatti alle principali funzioni degli organismi: nutrizione, scambi gassosi, contrazione muscolare, formazione di depositi minerali, meccanismo di trasmissione degli impulsi nervosi, integrità del sangue, del fegato, dei reni, ecc.

Comprendiamo l'importanza della perfetta funzione enzimatica.

Ebbene, il limone, se non è quello specifico di tutti gli enzimi, sfortunatamente non esiste! - è in grado di migliorare la funzione di alcuni enzimi come catalasi e arginasi.

Si tratta di una potenza notevole se si tiene conto che questi due enzimi sono stati trovati nei nuclei delle cellule del fegato. L'arginasi è coinvolta in particolare nella funzione uropoietica del fegato o nella formazione dell'urea, la forma perfetta per ridurre gli alimenti azotati, che viene poi eliminata dai reni.

Indubbiamente lo studio dell'azione favorevole del limone su alcuni enzimi è solo agli inizi, ma i risultati delle prime osservazioni suggeriscono prospettive interessanti.

LIMONE CONTRO IL CANCRO

Il limone potrebbe essere un'arma contro il cancro? Una questione importante, capitale, se si tiene conto che, secondo l'Organizzazione Mondiale della Sanità, sono cinque milioni gli uomini e le donne divorati da questa terribile malattia. Ma non andiamo troppo in fretta e limitiamoci qui più che altrove a seguire passo dopo passo la scienza.

Questo perché il cancro è multiplo ed esteso e assume forme varie, insolite e aberranti a seconda delle regioni.

In ogni caso, duecento malati di cancro francesi avrebbero visto migliorare le loro condizioni, grazie al limone. È stato il professor Georges Portmann a presentare all'Accademia di medicina una comunicazione di undici ricercatori di Bordeaux sull'argomento.

La comunicazione riguarda nuovi dati sperimentali sui citroflavonoidi. "I citroflavonoidi sono costituenti biochimici di tutti i composti flavonici ad azione vitaminica P estratti dalle bucce di diversi agrumi".

Non credo di poter fare di meglio che riportare qui ampi estratti della comunicazione dei suddetti ricercatori in tema di nuovi dati sperimentali.

Pertanto, riguardo all'azione inibitrice sulla proliferazione maligna di alcuni tumori sperimentali, ecco quanto si dichiara : "gli organismi studiati corrispondono o a prodotti elencati nel Codex sotto il nome Citroflavonoidi", oppure a derivati magnesiaci di tali organismi.

"Diversi autori avevano già avuto l'idea di applicare i

flavonoidi in concomitanza al trattamento radioterapico su animali che presentavano tumori sperimentali.

"Gli studi condotti da questi autori si sono concentrati più specificatamente sulla protezione apportata dai flavonoidi rispetto agli effetti collaterali della radioterapia.

«Da parte nostra abbiamo voluto indagare se queste sostanze non fossero di per sé tali da causare un ritardo nello sviluppo dei tumori trapiantati.

... Da questo lavoro emerge:

1° Che topi trattati con citroflavonoidi, inoculati dopo irradiazione secondo il metodo Toolan utilizzando innesti preparati da un epitelioma uterino - un tumore maligno formato da cellule epiteliali - hanno potuto essere protetti in maniera quasi totale.

2° Che i ratti trapiantati con il tumore Guérin 18 e trattati con quantità significative di citroflavonoidi hanno mostrato progressi estremamente lenti rispetto ad un gruppo di controllo.

"Infatti al ventesimo giorno i tumori prelevati dagli animali di controllo hanno un peso medio di circa 22 g, mentre quelli prelevati dagli animali trattati hanno un peso medio di soli 7 g circa. Inoltre, a differenza del gruppo di controllo, gli animali trattati non presentavano metastasi.

Una metastasi è il trasporto della malattia in un punto distante da quello originariamente colpito.

"Due elementi – proseguono i ricercatori – ci hanno particolarmente incoraggiato ad affrontare senza indugi lo studio clinico di alcuni citroflavonoidi applicati all'oncologia: la loro quasi assoluta assenza di tossicità e la frequenza di resistenze capillari molto basse in molti pazienti portatori di vari tumori. »

Si noti che l'oncologia è quella parte dello studio delle malattie - la patologia - che si occupa dei tumori. Osserviamo qui che la cancerologia è anche una branca della zoologia riguardante i crostacei. Il termine deriva dal greco karkinos: granchio, e logos:

discorso. Granchio, da qui l'analogia con il cancro. "...L'assenza di tossicità di questi prodotti permette di raggiungere apporti considerevoli che risultano indispensabili anche quando si vuole ottenere effetti oggettivi su pazienti affetti da neoplasie - formazione di nuovo tessuto, tessuto parassitario.

"...Durante un periodo durato più di due anni furono curati un numero superiore a 200 pazienti affetti da tumori di varia localizzazione e natura.

I risultati osservati possono essere così riassunti :

Azione sullo stato generale. Osserviamo, qualunque sia lo stadio di evoluzione della malattia, un miglioramento sistematico delle condizioni di vita del paziente...

Azione antialgesica. Questa azione è costante e spesso spettacolare; i pazienti trattati con citroflavonoidi sono stati, nella stragrande maggioranza dei casi, privati dei farmaci antialgesici...

Azione antidiffusione e antimetastatizzante Sebbene non sia possibile essere assolutamente affermativi al riguardo, sembra emergere dalla sperimentazione effettuata che i citroflavonoidi hanno un'azione rallentante sull'evoluzione del tumore.

"Nessuno dei pazienti trattati, che presentavano originariamente una lesione primaria, ha osservato finora la comparsa di metastasi. Tuttavia, il senno di poi non è sufficiente per dare valore assoluto a questa conclusione.

"I citroflavonoidi, sottolineano infine gli autori della comunicazione, hanno ancora un'azione antinfiammatoria, un'azione antiemorragica e sono idonei a preservare i globuli bianchi, in particolare contro l'aggressività delle radiazioni in radioterapia o nell'intervento brutale della chemioterapia".

Mi scuso con i miei lettori per questa citazione troppo tecnica. Ho voluto dare testimonianza diretta di eminenti professori e medici sull'indiscutibile valore dei citroflavonoidi, composti flavonici estratti dalla buccia di diversi agrumi.

Naturalmente si tratta di una preparazione che non può essere eseguita da soli, ma le esperienze che ha consentito, oltre a permetterci di concludere che abbiamo qui un ulteriore mezzo per combattere il cancro, tendono a dimostrare che il consumo di agrumi, e in particolare il limone, rinforzando il terreno, permettendo all'organismo di resistere meglio agli attacchi, stimolando le difese naturali può renderci refrattari ai tumori maligni o aiutare il nostro organismo a controllare e prevenire queste edizioni anarchiche.

LIMONE E COLESTEROLO

Non mi soffermerò sul colesterolo. Questa domanda è stata affrontata magistralmente dal nostro amico Luc Dressant in Il colesterolo in eccesso e i suoi pericoli.

Ti ricordo semplicemente che il colesterolo è un costituente organico le cui caratteristiche sono simili a quelle dei grassi e che ha funzione alcolica.

L'importanza biologica di questo corpo è molto grande. Presente in tutto il nostro organismo, svolge un ruolo determinante nell'equilibrio dell'acqua e, quindi, della cellula animale; nello strato sebaceo della pelle costituisce una barriera contro gli agenti patogeni; nel sangue assume un ruolo protettivo; sotto l'azione del sole, abbiamo visto che genera vitamina D antirachitica.

Tuttavia, quando il livello di colesterolo nel sangue è eccessivo, e soprattutto quando supera i 2,30 g per litro di siero, c'è pericolo. Il rischio maggiore a cui va incontro il soggetto è l'arteriosclerosi e il danno cardiaco.

Gli estratti di agrumi o i citroflavonoidi hanno un'azione regolatrice sul colesterolo? Ebbene, oggi possiamo rispondere affermativamente.

Osserviamo innanzitutto che i citroflavonoidi hanno un'influenza molto favorevole sullo stato del sistema circolatorio. Nella sua tesi sull'azione dei citroflavonoidi, il dottor Paul Nègre scrive in particolare: "La maggior parte delle sindromi emorragiche migliora molto rapidamente con la loro somministrazione: porpora vascolare, porpora emorragica, emorragie interruttive durante la gravidanza, nefrite ematurica acuta consecutiva o meno ad intossicazione e molto spesso anche le nefriti croniche o anche le retiniti semplici con tendenze ipercongestizie più o meno cicatriziali post-secondarie al diabete o essenziali, obbediscono generalmente alla terapia con citroflavonoidi orali.

"La proprietà emorragica dell'aspirina, non riconosciuta da tutti, ma osservata da molti clinici, cessa con la concomitante somministrazione di citroflavonoidi. Anche molti edemi regrediscono sotto la loro azione".

Inoltre, il dottor Nègre ha studiato l'azione dei citroflavonoidi nell'aterosclerosi. In particolare ha trattato 19 pazienti di età compresa tra 25 e 70 anni affetti da ipercolesterolemia. Dopo dieci settimane di trattamento, i livelli di colesterolo erano diminuiti in media del 40% e sono rimasti a questo nuovo livello diverse settimane dopo la fine del trattamento, e allo stesso tempo le condizioni generali dei pazienti sono migliorate in modo molto significativo.

Senza pregiudicare le conclusioni degli specialisti, è ragionevole ritenere che l'azione anticolesterolemica dei citroflavonoidi sia una conseguenza delle proprietà di questi estratti di agrumi che migliorano l'elasticità dei tessuti arteriosi e la permeabilità capillare. Questa è anche una proprietà della vitamina P.

C'è motivo di sottolineare l'importanza di queste proprietà se si tiene conto che il ruolo dei capillari consiste nel convogliare l'ossigeno e gli elementi derivanti dalla digestione - i nutrienti - verso tutte le cellule. Tuttavia i capillari svolgono perfettamente questo ruolo essenziale nella misura in cui la loro permeabilità si avvicina allo stato ottimale.

Naturalmente gli estratti di agrumi possono essere prescritti solo dal medico, ma resta il fatto che i benefici di questa terapia sono da attribuire agli agrumi.

Queste scoperte sono di capitale importanza sia dal punto di

vista dell'igiene naturale che della medicina; Inoltre, si tende a relegare anche i pregiudizi nei confronti degli agrumi, e in particolare dei limoni, al rango di superate superstizioni.

FATTORI DI VITAMINA C E VITAMINA P

Per convincervi, qualora ce ne fosse ancora bisogno, dell'incomparabile valore del limone, non sarà inutile osservare più da vicino il ruolo della vitamina C, di cui il limone, come abbiamo visto, è particolarmente ricco e possiede fattori vitaminici P.

La vitamina C o acido ascorbico è, come sappiamo, essenziale per l'organismo. È questo acido che rende possibile, a livello cellulare, il fenomeno dell'ossidazione e della riduzione. L'ossidazione o deidrogenazione significa che la vitamina C, secondo Szent-Gyorgyi, è in qualche modo un relè cruciale nella catena dei trasportatori o accettori dell'idrogeno.

Questo potere d'intervento dell'acido ascorbico in numerosi fenomeni biologici spiega perché il limone è indicato - come vedremo più avanti - per combattere le malattie più diverse e anche perché la vitamina C è così ampiamente utilizzata in terapia.

A questo proposito, se è pericoloso prescrivere in eccesso vitamine e in particolare quelle liposolubili – solubili nelle sostanze grasse – non è lo stesso per la vitamina C. Questa, anche in caso di sovradosaggio, non provoca' effetti negativi. Il rene assicura, in concomitanza con la pelle e l'intestino ma in misura minore, senza conseguenze spiacevoli, l'eliminazione dell'acido ascorbico in eccesso, che quindi non ha carattere tossico.

Tuttavia, il ruolo della vitamina C non si ferma al processo di ossidazione. Fornisce inoltre all'ipofisi la vitamina C, ben nota ai fisiologi. Ma è soprattutto nell'attività della ghiandola surrenale che interviene l'acido ascorbico. Questo è il motivo per cui qualsiasi trauma, qualsiasi shock, qualsiasi aggressione, microbica o tossica, qualsiasi "stress" richiede un supplemento, o anche un'overdose di vitamina C a causa dell'improvvisa perdita di acido ascorbico da parte della ghiandola surrenale, più precisamente attraverso la corteccia surrenale. In caso contrario, la produzione di ormoni ne risentirebbe e l'economia biologica sarebbe compromessa.

Ne consegue che l'acido ascorbico, quindi il limone, trova la sua indicazione in ogni insufficienza delle ghiandole surrenali. Un altro punto importante, la vitamina C protegge il corpo dallo shock anafilattico. L'anafilassi, dal greco ana, opposto e phylasi protezione, consiste in una riduzione del potere di autodifesa dell'organismo, quindi in un aumento della sua sensibilità che lo espone a contrarre più facilmente alcune malattie o ad essere affetto da disturbi cronici.

Ricordiamo anche che l'acido ascorbico è coinvolto nella formazione del collagene e del tessuto connettivo, di cui ho evidenziato l'estrema importanza in Integral Rejuvenation Cure. È stato osservato che la carenza di vitamina C porta all'assottigliamento dei fasci di tessuto connettivo e al rallentamento della formazione del collagene.

Questo blocco della vita del tessuto connettivo colpisce tutto il corpo e in particolare le ossa e i denti.

D'altra parte, questa rottura del tessuto connettivo dovuta alla carenza di acido ascorbico spiega l'aumento del tempo di guarigione. Ecco perché, in presenza di una ferita difficilmente rimarginabile, la prescrizione di vitamina C, quindi limone, è fondamentale.

L'acido ascorbico ha anche potere batteriostatico e battericida. Tende a rallentare la moltiplicazione di alcuni germi, in particolare dello pneumococco. La cura del limone è quindi consigliata per le malattie polmonari, e in particolare in caso di polmonite e tubercolosi.

Alcuni autori presumono che l'acido ascorbico favorisca la formazione di anticorpi. Altri ritengono che il potere antinfettivo derivi dal fatto che la ghiandola surrenale, stimolata, risveglia a sua volta i naturali fattori protettivi. In ogni caso, la prova inconfutabile c'è: la vitamina C ha un'azione batteriostatica e battericida.

In tutte le malattie infettive è indicato il consumo di limone.

Ricordiamo infine il ruolo di questa preziosa sostanza nei casi di astenia o perdita di forze, dal greco a, privativo e stenos, forza. Numerosi studi hanno dimostrato che la fatica provoca fisiologicamente l'esaurimento surrenale. Senza dubbio la diminuzione delle forze fisiche può avere anche una causa mentale, resta il fatto che il limone, con la sua vitamina C, farà sempre bene al soggetto stanco. L'acido ascorbico è, infatti, indicato per prevenire o curare l'astenia, non solo quella derivante da uno sforzo eccessivo e prolungato, ma quella dei sottoposti ad interventi chirurgici, dei convalescenti, dei malati di tubercolosi e soprattutto quella degli anziani.

*

* *

Per quanto riguarda i fattori della vitamina P, dobbiamo le nostre conoscenze anche alle osservazioni di Szent-Gyorgyi. Con questo nome si fa riferimento ai fattori protettivi della permeabilità capillare.

Questo spiega perché i fattori di vitamina P vengono prescritti contro le emorragie e per prevenire il rischio di emorragia nei pazienti aterosclerotici, ipertesi e diabetici.

Allo stesso modo, i soggetti con vene varicose e che soffrono di edema cronico o porpora vedono molto spesso il loro stato notevolmente migliorato da questi fattori vitaminici. La porpora è un'emorragia intradermica, che sviluppa macchie cutanee di estensione variabile in episodi successivi; macchie tendenti al viola, da qui il nome porpora.

TRATTAMENTI AL LIMONE

Il succo di limone fresco può essere utilizzato con successo contro diverse patologie croniche o acute, da solo o in combinazione con altri estratti vegetali e agenti naturali.

ANGINA

Tutti sanno che l'infiammazione delle tonsille o dell'angina è una condizione della gola molto comune e generalmente benigna. Il soggetto colpito deve però essere monitorato perché l'angina può essere sintomo, nei bambini e negli adolescenti, di morbillo, scarlattina, tifo, meningite cerebrospinale o addirittura poliomielite.

Se si tratta di un'infiammazione dovuta a un raffreddore, funzioneranno semplici gargarismi con puro succo di limone per gli adulti o acqua bollita per i bambini.

Anche la combinazione limone-miele è un rimedio perfetto.

BOTULISMO

Si tratta di un'intossicazione grave conseguente all'ingestione di cibi in scatola fermentati - barattoli tondi - oppure di carne, pesce, salumi, formaggi avariati.

Questo avvelenamento è in realtà una malattia microbica prodotta dai bacilli di tipo A e B. Questi bacilli secernono tossine che attaccano il sistema nervoso.

Botulismo, a differenza di altri avvelenamenti cibo, non è accompagnato da febbre o disturbi gastroenteritici, ad eccezione di qualche vago fastidio gastrico iniziale e talvolta di vomito.

D'altra parte, il paziente diventa stitico dopo un periodo da uno a tre giorni.

Ma la malattia manifesta la sua drammaticità attraverso disturbi oculari: paralisi dell'accomodamento, midriasi o dilatazione della pupilla, oftalmoplegia o paralisi dei nervi motori dell'occhio, ptosi o abbassamento della palpebra.

Questi sono i primi problemi. Poi arriva l'assoluta secchezza della bocca, della lingua, dei passaggi nasali e della gola. Il paziente si esprime con difficoltà, balbetta o balbetta: disartria, dal greco dus, difficile, e arthron, articolazione

Non è raro che si verifichi una paralisi della faringe e del palato molle, con conseguenti gravi difficoltà nella deglutizione o disfagia. Si osserva anche danno muscolare, in particolare una riduzione della contrattilità muscolare.

La malattia è quindi grave, grave e può, senza un intervento rapido, portare alla morte. Il medico dovrebbe essere chiamato immediatamente per le iniezioni di siero antibotulinico.

Indurre il paziente al vomito e, utilizzando clisteri o un lassativo, aiutarlo a evacuare l'intestino. Subito dopo il vomito prendete mezzo litro d'acqua, o anche tre quarti di litro, con il succo di tre o quattro limoni.

Se in questo periodo siete senza limoni, potete sostituire l'acqua del limone con mezzo litro di latte crudo.

Dopo il limone, dai un caffè o un tè forte.

L'argilla può aumentare significativamente il potere del limone. Se non ci sono controindicazioni potete aggiungere all'acqua di limone da 100 a 200 g di polvere di argilla; Mescola bene la soluzione. I bambini prendono la metà, un terzo o un quarto di questa somma a seconda della loro età.

BRONCHITE

Il limone non è il rimedio specifico per la bronchite. Qui è essenzialmente adatto l'impacco caldo sinapizzato - farina di senape - tutti i giorni o due volte al giorno, abbinato per chi ha dimestichezza con l'idroterapia - metodo Kneipp - ad un impacco freddo sul petto.

Come trattamento interno, prendi un infuso o un decotto pettorale e latte caldo con miele.

Il limone agisce come adiuvante. Prendi due limoni al giorno.

CALCOLO RENALE – LITIASI

I calcoli renali sono ciò che chiamiamo nefrolitiasi. Questa condizione è caratterizzata dalla formazione di concrezioni saline. Queste concrezioni di varie dimensioni possono rimanere nella pelvi renale senza dare origine ad alcun sintomo. Il soggetto avverte solo una sensazione di pesantezza o disagio, una sorta di dolore sordo.

Ma quando il calcolo, grande o piccolo che sia, ostruisce i calici o la pelvi renale e quindi si oppone all'evacuazione dell'urina, si verifica una lesione e spesso anche un temuto attacco di colica renale.

Non è necessario sottolineare la necessità di trattare questa condizione molto seriamente.

La cura citrica è particolarmente indicata. Prendi il succo di un limone il primo giorno e aumentalo di un limone ogni giorno fino a raggiungere i sette limoni il settimo giorno. Poi dall'ottavo giorno ridurre di un solo limone al giorno fino ad arrivare ad un solo limone il tredicesimo giorno. Riprendere aumentando il consumo il quattordicesimo giorno e diminuendolo il ventesimo giorno.

Controllare con una radiografia se il rene contiene ancora calcoli ed eventualmente effettuare nuove cure di venticinque giorni.

Questa cura a base di agrumi deve essere assunta a stomaco vuoto.

Ma attenzione, il succo di limone riduce solo i calcoli di ossalato e urato. Le pietre a base di fosfati di calcio hanno una resa dal 20 al 25%, quelle a base di fosfati non di calcio sono resistenti al trattamento con acido citrico. Quest'ultimo prevede il trattamento con acqua bidistillata e il digiuno rigoroso.

È quindi necessario conoscere mediante analisi la natura delle concrezioni.

Dieta e cura con l'argilla, come indicato in ARGILLA Come usarla

CIRROSI

Malattia del fegato, comune, purtroppo! la cirrosi è una quasi-sclerosi della ghiandola epatica. L'eccesso di alcol interrompe il funzionamento delle cellule e causa seri problemi. Il consumo eccessivo di alcol è spesso responsabile di questa degenerazione.

La cirrosi si dice semplice quando si tratta soltanto di un'invasione anomala del tessuto connettivo con atrofia o ipertrofia della cellula epatica. Oltre al consumo eccessivo di alcol, questa malattia può essere causata da diabete, avvelenamento da piombo, malaria, tubercolosi, sifilide e insufficienza cardiaca.

Esistono anche cirrosi complicate caratterizzate da lesione precoce ed estesa degli elementi ghiandolari: cirrosi con degenerazione pigmentaria, cirrosi con cancro.

Il limone può, anche in questo caso, fornire importanti servizi alla guarigione dei malati. I professori Léon Binet e Tauret hanno, a questo proposito, effettuato esperimenti terapeutici molto interessanti sulla cirrosi con ascite. L'ascite è l'idropisia del peritoneo.

Il paziente deve consumare il succo e la scorza di quattro limoni al giorno per diverse settimane. La quantità di urina emessa aumenta e si osserva il riassorbimento del versamento ascitico.

È ovvio che la prognosi dipende dalla disintossicazione intrapresa e dalla dieta seguita. La dieta dovrebbe essere leggera e vegetariana, ma vanno evitate le carenze. Sono indicate verdure crude ben masticate, in quantità moderate, con predominanza della frutta sulla verdura. Consumare solo poca carne e pesce e solo la qualità ben tollerata. Niente alcol.

Il trattamento medicinale omeopatico rientra nella competenza del medico.

Le seguenti piante stimolano la funzionalità epatica e in particolare la secrezione biliare: aglio, enula campana, cicoria selvatica, crespino, genziana, giunco profumato, menta piperita, tarassaco.

MALATTIE CARDIOVASCOLARI
IPERTENSIONE

Le malattie del sistema circolatorio sono in costante aumento. Ciò è dovuto al nostro modo di vivere innaturale, addirittura innaturale, soprattutto per quanto riguarda il cibo. Vera piaga del nostro tempo, le patologie cardiovascolari causano sempre più danni.

Non rientra negli scopi di questo piccolo lavoro entrare nei dettagli. Mi limiterò quindi ad indicare i segnali d'allarme, i disturbi e le malattie più comuni.

Il primo segno è la mancanza di respiro anormale. Si parla di dispnea anomala quando il soggetto non riesce più a svolgere con facilità e senza disagio gli sforzi normali che faceva fino a quel momento, e soprattutto quando il ritmo respiratorio normale impiega troppo tempo a ritornare. Lo stesso in caso di oppressione notturna.

È saggio, quindi, consultare il medico per un esame approfondito dell'organo.

Le palpitazioni sono un altro segno in cui la persona avverte contrazioni forti e apparentemente fuori dal tempo.

Anche per questo è prudente consultare, ma sappiate che, sebbene la mancanza di respiro anomala, né le palpitazioni costituiscono segni assoluti di malattia cardiaca.

Lo stesso vale per il dolore al cuore che può essere avvertito con intensità diverse, accompagnato o meno da ansia e che a volte è solo nevralgia. Devi ancora essere sicuro ed è compito del professionista chiarirlo.

Anche l'edema, discreto all'inizio, che si manifesta come gonfiore alle caviglie, può costituire un segnale d'allarme.

Ma le malattie cardiache accertate sono un'altra cosa. Queste vengono poi caratterizzate lesioni. Distinguiamo tra malattie delle valvole, la cui causa è spesso la febbre reumatica, malattie del muscolo cardiaco - infiammazione del muscolo cardiaco o miocardite acuta e cronica, angina pectoris - infarto del miocardio, malattie dell'involucro del cuore - pericardite - insufficienza cardiaca grave, edema polmonare acuto, infine disturbi del ritmo - tachicardia o cuore troppo veloce, bradicardia o cuore troppo lento, aritmia completa, extrasistoli o assenza di contrazione cardiaca.

Per quanto riguarda le malattie vascolari, l'ipertensione è molto diffusa, così come l'ateroma e l'arteriosclerosi. L'arterite o infiammazione delle arterie di un arto inferiore con rischio di obliterazione e cancrena è terribile. Aneurismi o tasche sulle pareti danneggiate di un'arteria presentano un serio pericolo di rottura. Infine, le vene varicose, la dilatazione permanente delle vene delle gambe, raramente hanno conseguenze drammatiche.

Dopo questo elenco di condizioni serie e gravi non aspettatevi di leggere che il limone è un rimedio versatile per le condizioni cardiovascolari. Una simile affermazione non sarebbe acuto.

Tuttavia si può affermare con certezza che, in ogni caso, il limone costituirà un valido coadiuvante. Ho sottolineato abbastanza l'importanza della vitamina C e la sua non tossicità.

Va ricordato che ha un'ampia indicazione in cardiologia correggendo gli effetti sfortunati di alcuni trattamenti.

In caso di arteriosclerosi o ateroma faremo, salvo diversa indicazione del medico, il trattamento aumentando e diminuendo, fino a raggiungere trenta e anche cinquanta limoni al giorno. Ma una cura del genere dovrebbe essere intrapresa solo sotto il controllo di un medico esperto di cure con limone o citroterapia, ma a me non piace questa parola, vera barbarie con la sua associazione di due termini, uno di origine latina, l'altro greco.

A proposito delle cure al limone, vorrei citare anche l'osservazione del nostro amico Luc Dressant che riporto in Excess of Cholesterol and its Dangers :

"Le cure", ha scritto, "devono essere prudenti. Bisogna iniziare assorbendo il succo di un limone, o anche di mezzo limone, poi aumentare di mezzo frutto ogni due giorni fino ad arrivare a sei-dieci limoni, poi scendere diminuendo di uno o più mezzo limone. Se si tratta di un'aterosclerosi attualmente in cura, questo trattamento deve essere intrapreso solo con il consenso del medico. Quest'ultimo, infatti, conosce il suo paziente ed ha la sua opinione sullo stato delle sue arterie, sulla loro maggiore o minore fragilità. Violando la natura mediante l'assorbimento brutale di una quantità eccessiva di limone, avrebbe un effetto sui vasi sanguigni del soggetto paragonabile a quello del riccio di uno spazzacamino. Ma le arterie danneggiate, improvvisamente ripulite dai depositi, dalle poltiglia e dalle concrezioni che le ostruiscono, non verrebbero subito fortificate. Al contrario, rischiano di trovarsi sull'orlo della rottura con l'esito che conosciamo. Quindi, stai attento, stai attento.

"Ma, lo ripeto, perché ne vale la pena, una cura attenta purificherà il sangue, ne migliorerà la fluidità, metterà il soggetto in condizione di aumentare la sua vitalità, permetterà di aumentare il trofismo dei vasi, cioè- vale a dire la nutrizione dei tessuti di cui sono costituiti e, quindi, renderanno possibile la guarigione delle lesioni arteriose. »

Dopo questo autorevole parere, aggiungo che i pazienti rafforzeranno l'azione del limone assumendo anche cure a base di aglio e cipolla i cui principi attivi hanno, sia sul cuore che sui vasi, estremamente favorevoli e spesso determinanti nell'evoluzione o nella stabilità di un lesione.

Aggiungo che per quanto riguarda le vene varicose, un massaggio quotidianamente con succo di limone - massaggio effettuato salendo verso il cuore - rinforza la pelle e, in combinazione con la cura interna, riduce le infiammazioni, tonifica le valvole e previene lo sviluppo delle vene varicose.

Un'azione simile avviene nei confronti delle emorroidi che, come tutti sanno, sono una patologia venosa. In questo caso, sull'ano verranno applicati impacchi di acqua forte di limone e persino un pezzo di polpa.

Notiamo infine che il dottor Médawar ha sperimentato con successo la dieta degli agrumi su pazienti ipertesi. Questa terapia è stata oggetto di una comunicazione al Congresso sulle Vitamine di Milano.

Ecco cosa scrive questo autore su questo argomento:

"La dieta settimanale o bisettimanale sembra più pratica e meglio tollerata dal paziente. Resta inteso che segue una dieta frutto-vegetariana, con latticini e latte e consuma raramente carne e pollame. È tenuto a riposare a letto e su una sedia a sdraio un giorno alla settimana o un giorno su quattro se necessario. Durante la giornata assorbe, escluso qualsiasi alimento, il succo di otto-dieci limoni di media grandezza. La proporzione esatta sarebbe sei bicchieri d'acqua per un bicchiere di succo di limone e da dodici a quindici pezzi di zucchero. A questa bevanda si aggiunge qualche biscotto secco o qualche fetta biscottata. Lo zucchero può essere vantaggiosamente sostituito dal miele.

"Ne derivano una forte diuresi e lassazione. Questa dieta non comporta alcuna fatica e il lavoro può essere ripreso il mattino successivo, con il ritorno alla dieta latto-frutto-vegetariana.

"Il calo della pressione sanguigna è evidente dopo tre o quattro mesi.

"Questo metodo di facile esecuzione, che non affatica né affatica il paziente, sta diventando sempre più comune. A seguito della comunicazione del dottor Médawar, un articolo di commento su uno dei maggiori quotidiani italiani, a firma del professor Tallarico di Roma, ne sottolineava il valore e l'importanza terapeutica.

"Oltre alla lisciviazione prodotta dalla soluzione citrica e alla correzione della pressione sanguigna ottenuta, ci sono altri risultati interessanti da considerare: l'effetto antiviscoso sul sangue, l'assorbimento di una grande dose di vitamine e il riposo cellulare generale che il l'organismo subisce.

"Possiamo stimare in circa 1500 calorie l'insieme dei limoni, dello zucchero o del miele e dei biscotti o delle fette biscottate che il paziente consuma durante la giornata di dieta e riposo agrumato, il che equivale ad una sufficiente razione vitale".

STIPSI

Il dottor Bircher-Benner utilizza il limone nella cura contro la stitichezza atonica, come riportato dai medici tedeschi Valentin Behr e Lottermoser nel loro Nuovo Consiglio medico di famiglia:

"Al mattino, a stomaco vuoto, bere uno o due bicchieri di acqua fredda, oppure mangiare lentamente una manciata di fichi o prugne lasciate in ammollo per una notte, quindi bere, cucchiaio dopo cucchiaio, l'acqua di ammollo.

"A colazione, metti in ammollo durante la notte due cucchiai di farina d'avena in mezza tazza d'acqua. Al mattino aggiungete una mela intera grattugiata, con la buccia, i semi e il loro guscio, o un altro frutto, un cucchiaio di panna o latte condensato, un cucchiaio di miele, il succo di un limone e due cucchiai di tè alle noci grattugiate.

CORNO ED OCCHIO DI PERNICE

Il callo è dovuto alla formazione di uno strato corneo di pelle in seguito alla compressione esercitata il più delle volte da scarpe troppo strette. Si tratta di un'ipercheratosi o iperfunzionamento delle cellule cutanee, che porta all'atrofia del derma. Si trova principalmente sulla sporgenza delle articolazioni falangee delle dita dei piedi, in particolare sul quinto dito. Si osserva anche, ma meno frequentemente, sulla pianta.

Il callo a volte è doloroso spontaneamente, ma sempre sotto pressione.

L'occhio di pernice è un mais interdigitale reso morbido dalla sua posizione tra le dita dove è sottoposto a quasi-macerazione.

Per eliminarlo, utilizzare come coricida una frazione di una fetta di limone tenuta durante la notte sotto una benda. Da rinnovare più volte. Il succo ammorbidisce, attacca e comincia a sciogliere la pelle indurita. Rimuovere quindi raschiando o tagliando utilizzando strumenti sterilizzati.

DIABETE

Il diabete deriva dall'usura del pancreas, che è quindi incapace di produrre l'insulina che governa il metabolismo degli zuccheri.

Lo zucchero entra costantemente nel flusso sanguigno e viene eliminato dai reni.

Da notare che accanto alla degenerazione del pancreas incriminiamo anche disturbi del funzionamento delle ghiandole endocrine - ipofisi, tiroide, surrenali - e anche del fegato che svolge anche un ruolo importante nella regolazione degli zuccheri, il sistema glicoregolatore.

Alcuni sintomi comuni ad altri avvelenamenti devono però attirare l'attenzione del soggetto: polidipsia o sete eccessiva, bulimia o fame ossessiva, difficoltà di guarigione, foruncolosi, eczema, malattie cutanee persistenti, suppurazione, prurito, urina abbondante e scolorita - il flusso normale è uno e mezzo litro al giorno - nevralgie, disturbi visivi.

Certamente il limone non trasformerà un pancreas degenerato in una ghiandola sana, ma ne fermerà il processo di usura e avrà, come sappiamo, un influsso benefico sull'intero complesso endocrino. Combatterà anche l'acidità del sangue. L'acidosi, infatti, minaccia i diabetici privati di zuccheri - carboidrati - soprattutto se aumentano l'assunzione di grassi.

Il paziente può, salvo controindicazione, assumerne cinque otto limoni al giorno. Dall'una alle due del mattino; dalle due alle quattro un'ora prima di pranzo; dalle due alle quattro un'ora prima di cena. Fai un trattamento di otto giorni ogni due o tre mesi.

Fai un buon posto per insalate verdi, sedano, crescione, ravanelli, rape, carote, indivia, bietole, cavoli, scorzonera, mele, arance, pompelmi. Mangiare anche frutti con semi oleosi: noci, nocciole, mandorle. Non dimenticare l'aglio, la cipolla, il prezzemolo, il timo.

Il controllo del diabete passa essenzialmente attraverso una dieta equilibrata che riduca gli idrocarburi: zuccheri, farine, amidi, pane, dolci.

Sono vietati la birra, i vini frizzanti e dolci, i liquori. Sono ammessi vini non zuccherati.

Sono ammesse carni alla griglia o arrosto, non panate e senza salse a base di farina, ricotta, formaggi.

Queste istruzioni danno solo un'idea della dieta da seguire. Lo sviluppo di questa importante questione andrebbe oltre lo scopo di questa monografia. Il medico deve inoltre indicare il cosiddetto processo di sostituzione mediante il quale l'alimento vietato viene sostituito da quello autorizzato al fine di fornire elementi nutrizionali e calorici equivalenti.

In ogni caso il limone sarà un potente aiuto e seguire una dieta completa ed equilibrata eviterà il ricorso troppo frequente all'insulina con il rischio di dipendenza.

DIFTERITE

Malattia formidabile e temuta solo pochi decenni fa, la difterite è fortunatamente in declino, grazie ai progressi della medicina e dell'igiene.

Tuttavia, il bacillo di Loeffler, l'agente eziologico della malattia, continua a manifestarsi senza perdere nulla della sua virulenza e può infettare i bambini da 1 a 7 anni, producendo false membrane che si estendono nella faringe, ostruendo l'arteria tracheale e possono causare asfissia.

Il medico deve intervenire urgentemente. È necessario lavare la gola con succo di limone - tonsille e faringe. Frequenti gargarismi con succo di limone e miele alternati a gargarismi con tisana alla salvia.

Trattamenti freddo collo, impacchi acqua-argilla come ho indicato nel mio libro: L'argilla per la salute.

AVVELENAMENTO

Il botulismo, come abbiamo visto, è un avvelenamento; è quindi utile sapere che anche altri intossicazioni richiedono il trattamento con il limone.   Quelli causati dagli alcali: ammoniaca, liscivia, potassa, soda caustica. Far vomitare il paziente solleticando la parte posteriore della gola e dargli abbondante succo di limone. In mancanza di ciò, o alternandolo al limone, si può dare acqua fortemente acetosa in ragione di cinque cucchiai di aceto per una tazza d'acqua.

Poi latte cagliato e succo di frutta, zuppa di cereali e olio d'oliva. Aiutare nell'evacuazione dell'intestino mediante clisteri.

Contro l'avvelenamento causato dall'atropina, un alcaloide molto tossico della belladonna, che paralizza il parasimpatico, secca le secrezioni, dilata la pupilla, il succo di limone preso in abbondanza costituisce un buon controveleno. In caso contrario, acqua e aceto come sopra. Indurre prima il vomito.

Offri anche caffè o tè. Frullare la pelle con un asciugamano imbevuto di acqua fredda.

*

* *

Questo trattamento al limone può essere applicato solo se si è sicuri della natura dell'avvelenamento. Utile, invece, in tutti i casi l'uso del latte con tre cucchiai di polvere di argilla ben mescolata. Bcre a tazza.

Le ricordo che deve far vomitare il paziente, agire con molta rapidità ma mantenendo la calma, ed avvisare il medico.

CONGELAMENTO

L'esposizione prolungata al freddo della pelle provoca lesioni più o meno profonde a seconda della durata e dell'intensità delle basse temperature.

Il primo grado di congelamento costituisce il congelamento. È una paralisi dei vasi capillari con essudazione nel tessuto dermico. L'inazione e l'esposizione ad un vento freddo, alla brezza del nord, ne favoriscono la formazione. La pelle è gonfia, edematosa, rossa come da un'ustione, sono i resti di un'ustione, che danno luogo a prurito più o meno intenso.

Il congelamento non trattato può diventare vascolarizzato, escoriato e ulcerato.

Appena compaiono, massaggiateli più volte al giorno con il succo di limone.

Se sono vecchi, oltre ai massaggi al limone, applicate il rimedio alla cipolla. Li consiste nel versare acqua bollente sulle cipolle tagliate finemente con la buccia. Le cipolle vanno tagliate solo quando l'acqua comincia a bollire.

Quando il liquido si sarà raffreddato, applicare degli impacchi e lavare.

Un altro rimedio può sostituire la cipolla: foglie di noce ben calde in impacchi da alternare al limone.

Fare attenzione a indossare scarpe che non comprimono i piedi e a non indossare guanti in pelle.

EPISTASSI (vedi Sangue dal naso)

FEBBRE - MALATTIE FEBBRILI

La caratteristica degli animali a sangue caldo, e quindi dell'uomo, è l'omotermia, vale a dire che mantengono la stessa temperatura, qualunque siano le variazioni esterne.

Il meccanismo di questo fenomeno normativo è molto delicato.

Raggiunge, infatti, l'equilibrio tra produzione e perdita di calore.

La produzione di calorie è essenzialmente legata ai processi nutrizionali che portano all'ossidazione in tutte le cellule dell'organismo. Dipende anche dallo sforzo, in particolare da quello muscolare. La perdita di calore è causata principalmente dall'evaporazione del sudore e da cause esterne: abbassamento della temperatura ambiente, ventilazione, igrometria o umidità atmosferica.

C'è un centro termico nel cervello che garantisce questo equilibrio tra produzione e perdita.

Tutti sanno però che in molte malattie, soprattutto in quelle infettive, la temperatura corporea aumenta, la circolazione sanguigna viene modificata e anche il metabolismo. Questo è un segno della lotta che si sviluppa all'interno del nostro corpo per ridurre l'infezione.

La febbre è spesso considerata la causa morbosa e la preoccupazione principale è quella di ridurla utilizzando febbrifughi chimici. Questo è sbagliato. La febbre è soprattutto un effetto. Il risultato di un meccanismo di difesa nella lotta contro le malattie. "La febbre", diceva Ippocrate, "purifica il corpo come il fuoco. ".

Questo aumento della temperatura è prodotto dall'accelerazione della formazione di anticorpi e dalla lotta incessante da essi condotta per la distruzione degli antigeni - i microbi - e dei veleni che infettano il corpo.

Non dobbiamo quindi preoccuparci primariamente ed esclusivamente di ridurre questo sintomo, ma al contrario di aiutare la natura nel suo sforzo spontaneo di eliminare la malattia, e secondariamente di ridurre le eccessive epidemie febbrili per il pericolo che possono presentare per alcuni organi, in particolare il cuore, il cervello, i reni, i nervi.

La sudorazione costituisce a questo proposito un aiuto particolarmente importante che favorisce il rigetto delle tossine. Il limone interverrà proprio a questo scopo sotto forma di limonata molto calda. Questa limonata è semplicemente un infuso che si prepara con due limoni tagliati a fettine sottili in un litro d'acqua. Dolcificare con miele. Bevi il più caldo possibile.

Vai a letto al primo segno di febbre e copriti bene. Rimanere a dieta, soprattutto durante forti sbalzi di temperatura. Quindi assumere un alimento leggero e facilmente digeribile: fiocchi d'avena o di frumento, latte, piccole quantità di ricotta, succhi di frutta, soprattutto di arancia e di limone, mele e miele grattugiati, verdure grattugiate.

Eliminare uova e carne e cibi grassi durante tutto il periodo febbrile. Bevande: simili.

In caso di stitichezza, clistere con decotto di camomilla. Prenditi cura dell'igiene orale e sciacqua la bocca più volte al giorno con acqua e limone.

È ovvio che deve essere applicato un trattamento appropriato per l'infezione diagnosticata. I principi che ho appena enunciato costituiscono solo un mezzo per favorire il processo di difese naturali dell'organismo.

FEGATO

Organo essenziale. "Hai un buon fegato", dicevano i nostri antenati, "Dio salvi la tua milza!" » In altre parole, se il tuo fegato è forte, andrà tutto bene, purché tu abbia una buona milza.

La milza un tempo aveva una grande importanza, ma la scienza medica che ha esaltato il ruolo del fegato suggerisce che quella della milza non è insostituibile. Possiamo vivere senza milza, ma non senza fegato.

Il consumo regolare di limone non può che avere un effetto favorevole sul funzionamento della ghiandola epatica.

Abbiamo visto la sua azione favorevole nel trattamento della cirrosi.

Nei casi di infiammazione della colecisti - colecistite - congestione o ingorgo del fegato, ittero - ittero - calcoli o litiasi, il consumo di limoni e acqua e limone costituirà un ottimo coadiuvante.

Contro gli attacchi di coliche epatiche sospendere tutti gli alimenti, dieta assoluta. Applicare impacchi caldi sulla pelle, attorno al fegato. Se questi trattamenti non neutralizzano l'attacco, chiamare un medico.

Una volta passata la crisi, ritornare ad una dieta leggera - porridge e zuppe - e prendere un corso di succo di limone per dieci-quindici giorni alla dose di due o tre limoni al giorno.

La cura della litiasi con succo di limone può essere abbinata alla prima cura con olio d'oliva vergine spremuto a freddo.

Al mattino un cucchiaio di olio. Quindi bere un grande bicchiere di acqua e limone. Mettete un impacco molto caldo sul fegato e sdraiatevi sul fianco destro per mezz'ora. Il giorno dopo prendete due cucchiai di olio e nei giorni successivi aumentate di un cucchiaio fino ad arrivare a sei cucchiai.

GINGIVITE, STOMATITE, GLOSSITE

La gengivite è un'infiammazione delle gengive. Nella maggior parte dei casi è associata ad un'infiammazione della mucosa orale chiamata stomatite. Ciò è causato o dall'irritazione dovuta all'eruzione dei denti, dalla carie dentale, dalla sporcizia della bocca, da un'ustione per l'ingestione di liquidi troppo caldi, oppure da un'infezione microbica o dallo scorbuto.

Contro gengiviti e stomatiti, sanguinamenti e ascessi delle gengive assumere i seguenti collutori:

20 g di radici di bistorto,

25 g di pianta di erba di San Giovanni,

20 g di foglie di salvia,

25 g di verbena,

15 g di radici di viola; mescolare bene.

Mettete un sorso del composto in una ciotola piena d'acqua.

Far bollire per dieci minuti e lasciare in infusione per un quarto d'ora. Passaggio.

Più volte al giorno, soprattutto un'ora prima o due ore dopo i pasti, somministrare collutori caldi.

Allo stesso tempo, consuma tre o quattro limoni al giorno.

Da notare che gengiviti, stomatiti ed emorragie si combattono preventivamente consumando limoni, arance, lievito di malto e germogli di cereali; senza dimenticare l'abbronzatura, l'esercizio fisico e una respirazione perfetta.

*

* *

La glossite è un'infiammazione della lingua, dal greco glossa, lingua. Questo danno alla mucosa linguale si osserva in alcune stomatiti, afta epizootica e mughetto.

Il trattamento al limone esplica la sua azione benefica sia contro la glossite semplice che contro la glossite specifica. Più volte al giorno tamponare la lingua con il succo di mezzo limone e succhiare delicatamente l'altra metà.

Questi trattamenti possono essere applicati anche contro gengiviti e stomatiti.

INFLUENZA

L'influenza o l'influenza colpisce centinaia di milioni di persone in tutto il mondo. È una malattia imprecisa che assume forme più o meno gravi a seconda dell'anno e della località.

All'inizio del XVIII secolo, i medici credevano che fosse stato diffuso da un insetto. Nel 1782 le venne dato il nome di "influenza russa" perché l'epidemia era iniziata in Russia. Nel 1918 fu chiamata influenza spagnola e più recentemente fu chiamata influenza asiatica.

Dal 1892 nessuno ha creduto che la causa dell'influenza fosse un insetto. Infatti, è stato durante quest'anno che il medico tedesco Pfeiffer ha identificato i virus di questa malattia. Tuttavia, oltre a questi virus, anche i batteri possono svolgere un ruolo determinante nel suo sviluppo, in particolare gli pneumococchi, ed esporre il paziente a complicazioni.

Non appena prendete l'influenza, seguite una dieta completa, andate a letto, avvolgetevi bene e indossate un cappello di lana. Aerare spesso la stanza e sanificarla con suffumigi di eucalipto.

Per liberare l'intestino, prendete da 10 a 15 prugne cotte in acqua per mezz'ora la sera stessa o il giorno successivo.

Tre volte al giorno, per quattro-cinque giorni, assorbire il succo di due limoni. Contemporaneamente o qualche minuto dopo, due cucchiai di miele purissimo.

Eliminare pane, fette biscottate e tutti gli alimenti farinosi per tutta la durata del trattamento.

A tal fine, consumare latte cagliato molto caldo a piacere favorire la traspirazione. Abbiate cura di berlo lontano dall'assunzione di succo di limone, in modo che sia ben digerito.

Le persone che non tollerano il latte lo sostituiranno con lime mielato molto caldo.

L'aglio è consigliato anche per combattere l'influenza. Puoi mangiare da due a tre baccelli al giorno.

In caso di mal di testa bere una tazza di caffè nero insieme al limone, a meno che non ci siano controindicazioni. Fai dei pediluvi caldi.

Gli praticanti del metodo Kneipp possono sovrapporre a questo trattamento, con l'utilizzo del limone, una terapia antinfluenzale con acqua fredda: tre volte al giorno, alle ore 7, 11 e 15, un lavaggio completo a freddo in una stanza ben riscaldata; Finché la temperatura del paziente è alta, applicare un breve impacco freddo ogni sera alle 19:00 e mantenerlo per un'ora. Bere contemporaneamente un infuso molto caldo e mielato di fiori di tiglio. Coprirsi bene per favorire il più possibile la traspirazione.

Dopo tre o quattro giorni di trattamento, la febbre dovrebbe diminuire, segnando la fine dell'attacco acuto. Osservare il riposo assoluto ancora per qualche giorno per evitare ricadute che possono essere molto gravi. Il periodo successivo alla febbre è molto spesso critico. Il cibo in questo momento deve essere completo e ricostituente.

IPERTENSIONE (Vedi Malattie cardiovascolari)

LITIASI (vedi Calcoli renali)

EMIGRAINA E MAL DI TESTA

È senza dubbio un affetto molto diffuso, universale si potrebbe dire. A riprova cito solo il numero straordinario di specialità farmaceutiche nate per dare sollievo ai pazienti. Dico alleviare e non curare, perché, sfortunatamente, ci sono poche possibilità che un malato di emicrania si liberi definitivamente del suo mal di testa periodico, unilaterale o meno.

Molto spesso è un dolore lancinante, lancinante, che dà la sensazione di trovarsi a metà del cranio. Questo attacco si manifesta a intervalli più o meno distanti e può inoltre provocare vomito ed essere accompagnato da lievi problemi agli occhi - luci tremolanti.

Tra un attacco e l'altro il soggetto si sente in perfetta salute.

Esistono diversi tipi di emicrania che hanno tutti gli effetti che ho appena indicato, ma la cui origine è diversa. Emicrania di tipo emotivo o nervoso causata da fastidi e, in generale, da cause emotive.

Emicrania causata da insufficienza epatica o da un'allergia a determinati alimenti

Emicrania derivante da disturbi vasomotori, cioè da una cattiva circolazione sanguigna che dà origine a fenomeni congestizi e disturbi della regolazione termica.

Emicrania legata al ciclo mestruale, quindi tipicamente femminile.

Emicrania causata da problemi agli occhi.

È chiaro che per ridurre la frequenza dell'emicrania bisogna conoscerne la causa e combatterla. Ciò significa che non esiste un trattamento specifico per l'emicrania, ma solo sedativi e trattamenti antidolorifici.

È inoltre necessario utilizzare le specialità farmaceutiche solo con estrema cautela e non assumere sconsideratamente qualsiasi analgesico che una pubblicità ben orchestrata lancia sul mercato.

È così che negli Stati Uniti è stata messa a disposizione dei malati di emicrania una specialità a base di ergotamina tartrato. Somministrato tramite iniezione, questo prodotto ha soppresso la vasodilatazione e neutralizzato molto rapidamente il dolore. Purtroppo l'abuso di ergotamina tartrato provoca una reazione così forte nelle arterie che queste rischiano di danneggiarsi in seguito a ripetuti spasmi e di andare in cancrena...

I medici americani hanno provato l'istamina. I risultati sarebbero stati abbastanza soddisfacenti. L'istamina è un potente stimolante della fibra muscolare liscia che porta alla vasocostrizione delle vene e delle arterie e alla caduta della pressione sanguigna. Questa sostanza viene prodotta anche dall'organismo quando i tessuti sono danneggiati. Tuttavia, non è possibile tentare tale trattamento senza una stretta supervisione. Inoltre, la sua divulgazione potrà avvenire solo se sarà dimostrato che i pazienti non sono esposti a spiacevoli conseguenze a distanza.

Il rimedio più comune, il classico rimedio contro l'emicrania, si potrebbe dire, è l'aspirina. Cosa dovremmo pensarne? Buono, senza dubbio, a causa dell'incommensurabile quantità di sollievo che si può ottenere. Ma non se ne deve abusare, poiché questo farmaco tende ad affaticare il fegato e lo stomaco. L'aspirina può addirittura provocare emorragie digestive in alcuni soggetti predisposti all'ulcera o che ne hanno già sofferto, e può riattivare malattie ulcerose.

Il disturbo funzionale più comune dopo l'assorbimento dell'aspirina è la sensazione di bruciore gastrico.

È preferibile utilizzare il limone, soprattutto se si tratta di emicrania o mal di testa di origine digestiva. Prendi una tazza di caffè nero molto caldo mescolato con succo di limone. Se preferite potete bere prima il succo di limone e subito dopo il caffè.

In caso di emicrania nervosa o emotiva, bere una tazza di infuso di valeriana con succo di limone.

Altro rimedio naturale: infuso di valeriana 15 g, trifoglio e melissa 10 g, menta piperita e ruta 5 g.

Inoltre, posizionare cataplasmi di argilla alternati sulla fronte e sul collo, avendo cura di posizionare due fettine di limone sulla fronte prima di applicare il cataplasma.

OBESITÀ – CURE PER LA PERDITA DI PESO

Il limone abbinato al pompelmo viene spesso utilizzato con sicuro successo per perdere peso senza pericoli.

Il pompelmo, un bellissimo frutto esotico, appartenente al genere degli agrumi, è oggi conosciuto nella nostra regione quanto il limone e l'arancia. È ricco di carotene o provitamina A, vitamine B e C.

Tagliare tre limoni e due pompelmi a fettine molto sottili. Aggiungere un litro d'acqua e far bollire per quindici minuti. Aggiungere 30 g di miele bianco puro e far bollire per altri cinque minuti.

Filtrate questo decotto e versatelo preferibilmente in una pentola di gres, mai in un contenitore di metallo.

Bevi un drink a Bordeaux prima di colazione, pranzo e cena.

Potete sostituire i due pompelmi con due grandi arance.

Léonce Carlier indica da parte sua, in Frutta e verdura che guariscono, la seguente ricetta: "Contro il sovrappeso, prendete ogni mattina a stomaco vuoto il succo di tre limoni a cui sono stati aggiunti tre cucchiaini di zucchero a velo. Il risultato si avverte dopo quattro-sei settimane."

OZENE

L'ozene è una forma di rinite cronica o infiammatoria della mucosa nasale che porta a ulcerazione e atrofia. Questa spiacevole malattia è caratterizzata anche da un odore molto nauseabondo.

Si tratta quindi di una rinite atrofica fetida che riflette una condizione generale scadente. La malattia si osserva durante il periodo calante delle febbri eruttive nei sifilitici e talvolta nelle ragazze al momento della pubertà.

La causa va trattata energicamente, le condizioni alimentari e igieniche vanno riviste e l'organismo rinforzato.

Da un punto di vista locale, applicare con perseveranza i normali mezzi contro il raffreddore e lavarsi frequentemente con acqua e limone. Ho indicato anche, in Wonderful Power of Agile, un efficace trattamento con acqua di argilla.

ANELLI

Come tutti sanno, gli ossiuri compaiono soprattutto nei bambini. Si tratta di vermi lunghi 5 millimetri che possono causare gastrite ed enterite e provocano sempre un forte prurito che ha un impatto negativo sul sistema nervoso.

Sono molti i rimedi consigliati, comprese le specialità farmaceutiche. Dovresti stare attento a non abusarne e ad usarlo anche senza il consiglio del medico. È meglio ricorrere ai rimedi naturali. La carota è popolare e i clisteri all'aglio sono molto popolari.

Ma il limone spesso ha un'azione decisiva. Bisogna frullare il limone intero o meglio schiacciare la polpa, i semi e la buccia, aggiungere un cucchiaio di miele e un po' di acqua fredda.Lasciare riposare il tutto per due ore, quindi passareesprimendo con forza. Bevi prima di andare a letto.

Questo preparato può essere provato contro i nematodi.

Contro gli ossiuri nei bambini possiamo semplicemente somministrare loro dei semi di limone accuratamente schiacciati e mescolati con il miele al mattino a stomaco vuoto.

MALARIA

La malaria è una condizione rara in Francia. È invece presente in Italia – Paludi Pontine 6 in Spagna, nei Balcani, nel Nord Africa e sulla costa occidentale dell'Africa.

Il nome deriva dal latino palus, palude. Questa è la febbre della palude, la malaria, la febbre intermittente. È caratterizzato da attacchi accompagnati da brividi intensi, dolore, tristezza, palpitazioni cardiache. La temperatura può raggiungere i 41°.

La causa della malattia è la presenza nel sangue, più precisamente nei globuli rossi – globuli rossi – di parassiti sporozoici. Questi germi vengono inoculati nell'uomo dalla zanzara Anopheles.

L'epidemia di malaria è durata sei ore a settembre. La crisi se prodotto per accesso giornaliero, solo per accesso giornaliero, 1°, 3°, 5° giorno, solo per il quarto giorno, 1°, 4°, 7°. La malattia può diventare cronica. La ripetizione degli attacchi porta ad un'anemia profonda.

Il chinino è e deve essere il farmaco prescelto per le primarie.

Dato l'assorbimento troppo lungo del chinino, non vi è alcun pericolo per l'integrità organica.

In tutti i casi, bisogna fare attenzione a prendere il chinino come misura preventiva. È al limone che va affidato questo ruolo. Il succo di due limoni al giorno è più efficace e, come i nostri principali saponi, può metterli a rischio

Detto questo, sarai il beneficiario di queste incomparabili virtù.

POLMONITE

È una grave condizione polmonare causata da un microbo, il pneumococco. L'infezione è caratterizzata dalla comparsa di essudati di fibrina e cellule del sangue che ostruiscono i lumi degli alveoli polmonari di un intero lobo.

La malattia può colpire i bambini dai 2 ai 7 anni, gli adulti e anche gli anziani. L'esordio è brusco, la febbre arriva a 40°, il paziente è scosso da un brivido intenso, soffre di una fitta al fianco e tossisce con convulsioni.

L'espettorato debole, dapprima roseo e tenace, diventa poi purulento. Il polso raggiunge i 100-120 e il periodo critico si estende dal 4° al 10° giorno. All'8° o 9° giorno si manifesta una improvvisa defervescenza, sudorazione profusa, collasso urinario. Questa è dunque la fine della malattia, salvo temute complicazioni nei bambini, negli anziani, negli indeboliti, negli alcolisti.

In ogni caso, consultare un medico ai primi segnali.

È necessario il riposo a letto. Come unico alimento, succhi di frutta e miele in abbondanza. Due cucchiai di puro olio d'oliva al giorno con succo di limone. Tisana al miele. Per le cure mediche, seguire le istruzioni del medico.

PSORIASI

Il nome di questa malattia della pelle deriva dal greco psora che significa scabbia. La sua causa non contagiosa è abbastanza difficile da determinare. Lei può derivano da un disordinc metabolico – assimilazione, disassimilazione – e dobbiamo poi pensare al diabete mellito o alla gotta; succede anche che sia ereditario.

Questa dermatosi provoca chiazze di dimensioni variabili, rosse e ricoperte di scaglie bianco-argentee. Grattandosi, le scaglie si frantumano in polvere fine ed espongono una superficie liscia e verniciata che si graffia e sanguina facilmente.

Le gambe, soprattutto alle ginocchia, alle braccia, ai gomiti, all'osso sacro e al cuoio capelluto sono le sedi privilegiate; i palmi delle mani e le piante dei piedi non vengono mai colpiti, tranne nei casi di sifilide.

In alcuni casi gravi, la psoriasi è chiamata universale e copre l'intera superficie del corpo.

Se la psoriasi non viene trattata in modo diligente e persistente, possono verificarsi complicazioni sotto forma di malattie articolari.

Molti pazienti hanno ottenuto risultati molto soddisfacenti utilizzando il succo di limone da frizionare sulle zone interessate.

Ma questo non basta, è necessario seguire una dieta vegetariana, senza grassi, cure di digiuno e cure crudistiche per molto tempo, a volte per anni. Frequenti esposizioni al sole, bagni leggeri, esercizi fisici e respiratori, docce secondo il metodo Kneipp alle braccia e alle gambe. Vedi anche il trattamento con l'argilla nel mio lavoro precedente.

REUMATISMI

Non posso soffermarmi sulle patologie reumatiche in questa monografia al limone. Ricordo brevemente che la febbre reumatica acuta è una malattia infettiva caratterizzata dalla sua repentinità, da dolori violenti, danni articolari e persino danni cardiaci.

La malattia spesso inizia con mal di gola, tonsillite, quindi le articolazioni colpite si gonfiano. La minima pressione o il minimo movimento provoca dolore.

La febbre reumatica acuta può durare diverse settimane e persino mesi e diventare cronica. Quando talvolta raggiunge le valvole del cuore, infiammate dall'accumulo di tossine nel sangue, il paziente rischia di contrarre la pericardite e addirittura la dilatazione cardiaca, mettendo in pericolo la sua vita.

Ecco perché questa malattia deve essere trattata con molto vigore e fin dai primi sintomi.

L'utilizzo del succo di limone si è rivelato particolarmente efficace in molti soggetti; in altri, non dobbiamo aver paura di ammetterlo, i risultati non sono stati soddisfacenti.

La cura consiste nell'assorbire due limoni il primo giorno e poi aumentare di due limoni ogni giorno fino ad assorbire il succo di trenta limoni, poi si inizia un periodo decrescente diminuendo di due limoni ogni giorno, e si ritorna così, al trentesimo giorno, due limoni.

Ci fermiamo per una settimana e poi riprendiamo nelle stesse condizioni di crescita e declino.

Non sono un convinto sostenitore, per quanto mi riguarda, di questo trattamento intensivo e consiglio piuttosto il trattamento ai sette limoni. Iniziamo il primo giorno con un limone e aumentiamo ogni giorno di un limone e così fino a sette limoni il settimo giorno, poi l'ottavo giorno diminuiamo di un limone fino ad avere un solo limone il tredicesimo giorno. La progressione riprende il quattordicesimo giorno fino al diciannovesimo giorno e diminuisce nuovamente il giorno successivo e così via se necessario.

Occorre inoltre favorire la traspirazione utilizzando infusi molto caldi e aggiungere al trattamento al limone quello a base di argilla ed erbe aromatiche.

*

* *

Il dosaggio sopra indicato è assolutamente sicuro e ho trattato un numero sufficiente di pazienti per essere sicuro della sicurezza di questo metodo.

Non voglio però entrare nei dettagli di questi successi, e mi limiterò a fare riferimento agli studi e al lavoro di eminenti colleghi. In particolare a quelle del mio buon maestro Dottor Henri Leclerc, rinnovatore della fitoterapia. Questo ricercatore ha dimostrato in numerosi libri e articoli il valore terapeutico del succo di limone, che ha permesso di ottenere cure sorprendenti per la febbre reumatica acuta o subacuta, mentre il salicilato aveva fallito.

I professori Pic e Bonnamour riportano nel loro lavoro: Fitoterapia, Medicina delle piante il trattamento largamente praticato in Germania, e che consiste nell'assumere una cura progressiva e decrescente di 25 limoni al giorno, sotto controllo medico.

Il professor Théophile Bondouy, in: Valore terapeutico dei frutti, fa riferimento al trattamento antireumatico di Desplat, da 10 a 20 limoni al giorno, ma da parte sua raccomanda la dose media giornaliera da 6 a 8 limoni.

Potrei moltiplicare i miei riferimenti; Concludo citando Jean Valnet. Questo professionista classifica il limone come antireumatico, antigotta, antiartritico e scrive in particolare: "Succo di limone: fare inacidire gradualmente - distribuire in 4-5 settimane e continuare con 1,2 limoni al giorno; utilizzare frutta molto matura.

Naturalmente il limone non cura tutti i reumatismi. Ma esiste una cura che curi tutti? I prodotti salicilati hanno mai avuto un successo universale? L'uso dei sali d'oro o della crisoterapia non presenta degli svantaggi che tutti i medici conoscono? Per quanto riguarda il trattamento antinfiammatorio coni corticosteroidi non espongono il paziente ad incidenti estremamente gravi vicini e lontani; se non è seguito da un professionista informato? Infine, gli enzimi, come la tripsina, producono i risultati attesi?

Il limone non presenta nessuno di questi pericoli. Offre ai piccoli pazienti la tranquillità medicinale, lasciando tutta la sua efficacia alle terapie salvavita, come la terapia antibiotica, in caso di malattie gravi. È peraltro accertato che questo frutto, lungi dal provocare la decalcificazione, al contrario favorisce la calcificazione.

Sembra anche essere un protettore del collagene. Inoltre, i suoi molteplici usi in medicina naturale lo rendono adatto a tutti i soggetti nei quali – e sono molti – il loro organismo richiede l'astensione da terapie chimiche.

Sangue dal naso o epistassi

Sangue dal naso o epistassi derivano dalla rottura delle arterie nel setto. Queste emorragie possono essere gravi se sono un effetto dell'ipertensione dovuta all'arteriosclerosi. Dobbiamo quindi prenderli molto sul serio quando, intorno ai cinquant'anni, si manifestano senza alcuna causa apparente.

Le lesioni aortiche e la nefrite con ipertensione sono talvolta accompagnate da epistassi abbondante.

L'anemia può anche causare sanguinamento.

Si tratta quindi di sintomi che richiedono l'intervento del medico e per i quali il limone non ha un ruolo diretto e immediato.

Lo stesso non vale per il sanguinamento che origina da una vasodilatazione attiva all'inizio di una corizza, o che coincide con il flusso mestruale o con la cessazione di un flusso emorroidario o che è causato da un attacco di tosse, da una piccola ulcerazione del naso, da un aumento della temperatura ambiente o da una febbre influenzale.

In questo caso, applicare impacchi freddi sulla parte posteriore del collo e sul ponte del naso. Imbevi un batuffolo di cotone con succo di limone e inseriscilo in profondità nella narice sanguinante. Premine l'ala e fai attenzione a non succhiare.

SCARLATTINA

Malattia eruttiva, la scarlattina è particolarmente comune nella seconda infanzia, tra i 3 e i 9 anni, ma si osserva anche negli adulti. Dopo uno-sette giorni di incubazione, si manifesta improvvisamente con brividi, mal di testa, infiammazione delle tonsille, nausea.

Successivamente l'esantema interessa il collo, il torace e lo stomaco: chiazze rosso vivo che formano un eritema diffuso con macchie più scure. Anche il viso è contrassegnato da bande rosse. La lingua inizialmente carica si stacca e assume una tonalità rosso vivo e le sue papille gustative, diventate sporgenti, le conferiscono l'aspetto di un grosso lampone.

La malattia è contagiosa e il ricorso al medico è fondamentale.

Oltre alle cure mediche, il succo di limone fornirà un'enorme quantità di vitamine naturali.

SCORBUTO

Nessuno dubita dell'azione del limone sullo scorbuto. Si tratta infatti di una malattia da carenza di vitamina C, cioè da carenza di acido ascorbico. Tuttavia, conosciamo la ricchezza del limone in acido ascorbico.

La malattia inizia con anemia accompagnata da perdita di forza. La carnagione diventa pallida o giallastra. Il dolore molto acuto si verifica nei muscoli e nelle articolazioni. Poi, in una seconda fase, aumenta la cachessia - profonda alterazione dell'organismo - e si manifestano stomatiti e gengiviti con sintomi emorragici. La pelle si ricopre di macchie purpuriche e di grosse ecchimosi con formazione di edemi induriti agli arti inferiori, che si sviluppano in ulcere scorbutiche.

Questi sintomi diventano più pronunciati e drammatici durante il terzo periodo. Il paziente è quindi in pericolo di morte.

Fortunatamente questa malattia, che colpisce persone private di piante fresche e costrette per un lungo periodo a ingerire verdure in scatola, essiccate e altri alimenti devitaminati, è molto rara nei nostri Paesi.

La cura del limone costituisce sia il rimedio preventivo che quello sovrano.

CURA CONTRO LA SETE

Il limone e i frutti piccanti vengono utilizzati per placare la sete estrema che si manifesta in alcune malattie e in particolare nella nefrite acuta, nei casi di emorragia interna e di apoplessia.

Puoi bere fino a mezzo litro di succo di frutta piccante. Masticare anche le fette di limone.

STOMATITE (vedi Gengivite)

TUBERCOLOSI POLMONARE

Tutti sanno che questa malattia causata dal bacillo di Koch si sviluppa in condizioni favorevoli: sovraccarico di lavoro, denutrizione, vita in un'atmosfera stantia, privazione della luce solare, ecc.

La tosse è frequente e l'espettorato, spesso misto a sangue, si ripete più volte durante la giornata. La temperatura generalmente non supera i 38°.

La proliferazione dei bacilli provoca lesioni che appaiono sotto forma di tubercoli che caseificano poi distruggono e ulcerano il polmone trasformandosi in pus che lascia una cavità dopo la sua evacuazione.

Ma questi tubercoli possono sclerosarsi, formando noduli duri di tessuto fibroso che riassorbono il materiale caseoso.

Quest'ultimo processo è quello della guarigione. Anche in questo caso il limone costituisce un ottimo coadiuvante che, abbinato alla terapia antitubercolare, attiva lo sviluppo dei tubercoli e consolida la convalescenza.

Si consiglia di assumere al mattino a stomaco vuoto due limoni puri spremuti, a piccolissimi sorsi. Al mattino, prima di uno spuntino leggero, masticare uno spicchio d'aglio. Un'ora prima di pranzo, prendi due limoni. A pranzo mangiare aglio, cipolla, prezzemolo. Ricevere cibo completo, equilibrato, non eccessivo, ipotossico, prevalentemente vegetariano. Nutrire eccessivamente i pazienti, e in particolare quelli affetti da tubercolosi, è un'eresia. Un'ora prima di cena, prendi un altro limone o due.

Iniziare sempre il trattamento con attenzione con mezzo limone al giorno.

Non dobbiamo perdere di vista che si tratta di lottare contro il microbo, contro l'acidità, contro la decalcificazione, contro la carenza o infradeficienza di vitamine, enzimi, sali minerali, oligoelementi. Limone, aglio, cipolla, prezzemolo e d'altro canto le verdure, le insalate e la frutta della razione giornaliera permettono di raggiungere questo obiettivo.

In caso di sudorazione notturna, massaggiarsi con acqua forte e limone o con scorza di limone. Si consiglia anche di lotare o strofinare l'intera epidermide in questo modo. Riposo, bagno d'aria e luce, respirazione razionale.

VERRUCHE

Si tratta di escrescenze della buccia, emisferiche o allungate, lisce o screpolate in superficie, del volume di una lenticchia o di un fagiolo, di colore scuro che può essere di una tonalità diversa da quella dell'epidermide.

Si trovano più spesso sulle mani e sul viso, in particolare sulle verruche piatte e circoscritte, che possono apparire in numero considerevole.

Le verruche dure o ordinarie sono piccole; possono avere un aspetto ruvido e lobulato e sedersi anche sulle orecchie, sui piedi, isolati o in gruppi.

Le verruche filiformi, infine, sono piccoli tumori duri, non più grandi di un pelo di cavallo, da 2 a 6 mm, che si osservano soprattutto sulle palpebre e sul collo. Per distruggere queste escrescenze si consiglia il succo di limone alternato con succo di aglio e cipolla. Tamponare con un dischetto di cotone imbevuto, tranne che sulle palpebre.

LIMONE E SANGUE pH

Il pH è un metodo chimico moderno utilizzato per specificare il coefficiente di concentrazione dell'acidità di un liquido.

Per comprendere l'essenza di questo metodo, è necessario: ricordare alcune nozioni base di chimica. Pertanto, una soluzione si dice alcalina quando il numero di ioni OH è maggiore del numero di ioni H.

Gli acidi sono composti idrogenati che possono o meno contenere ossigeno.

Le basi sono corpi capaci di neutralizzare gli acidi combinandosi con essi dando sali.

Lo ione è un elemento risultante dalla dissociazione di una soluzione acquosa sotto l'effetto di una corrente elettrica: elettrolisi.

Le indicazioni del pH vanno da 0 a 14. Una soluzione è più alcalina quando il suo pH si avvicina a 14. I numeri da 0 a 7 riflettono l'acidità. Più un liquido è acido, più il suo pH tende allo 0. Da 7 a 14 il pH esprime alcalinità. Un liquido neutro, l'acqua pura, né acido né alcalino, ha un pH che oscilla intorno a 7.

Per quanto riguarda il sangue che normalmente dovrebbe tendere all'alcalinità, il suo pH è 7,4.

Questo livello normale è garantito dal buon funzionamento dei reni e dell'intestino, responsabili tra l'altro dell'eliminazione degli acidi liquidi, e anche dall'evacuazione degli acidi volatili da parte dei polmoni. Inoltre, le sostanze all'interno del corpo, nel sangue e nell'ambiente interno - emoglobina, fosfati alcalini, ecc. - correggere l'eccesso di acido.

Ma accade spesso che gli emuntori naturali non svolgano bene il loro ruolo in caso di superlavoro acido. Le sostanze tampone quindi non vengono più prodotte in quantità sufficienti e questo apre la porta alle malattie.

Il limone evita questo grave pericolo, perché costituisce un ottimo generatore di basi e, quindi, un potente fattore nell'equilibrio acido-base del sangue, una delle chiavi della salute.

PER MANTENERE IL SUO POTENZIALE

Per mantenere il suo potenziale, o se preferisci, la sua energia vitale, consiglio alle persone sane di assumere uno o due succo di limone e due cucchiaini di miele ogni due mesi a giorni alterni.

Miele e limone forniscono un'impareggiabile combinazione di acido citrico, vitamine, elementi minerali che rispondono ai bisogni profondi dell'organismo, ad un vero e proprio fabbisogno cellulare dove attraverso fenomeni di biocatalisi e nel segreto degli scambi costituiscono un fattore essenziale per l'integrità.

ALIMENTAZIONE

Abbiamo visto all'inizio del libro quali sono gli effetti eupeptici del limone. È utile ritornare su questa importante questione e definire in particolare le incompatibilità con alcuni alimenti.

In bocca, perché non dimentichiamolo, la digestione inizia in bocca, il succo di limone stimola le secrezioni salivari, contemporaneamente igienizza l'ambiente orale.

Arrivando nello stomaco, stimola le ghiandole gastriche e ha un effetto protettivo sulla mucosa.

Quando un soggetto non tollera il limone è, ripeto, che il suo apparato digerente è in cattive condizioni. Questo è il segnale d'allarme di una condizione che evolve silenziosamente. In questo caso, deve affrettarsi a consultare il medico.

Proseguendo la sua progressione, il succo di limone determina un perfetto equilibrio acido-base del chimo nel duodeno. Va inoltre ricordato che il consumo regolare di limone migliora le funzionalità epatiche. Tonifica i lobuli della ghiandola epatica, facilita la produzione di glicogeno, ne rafforza il ruolo antitossico e ureico e regola la secrezione della bile, migliorandone la fluidità.

In tutto l'intestino il succo di limone svolge un ruolo protettivo per le mucose e, nel colon, contribuisce al buon equilibrio della flora intestinale il cui ruolo è così importante per la digestione e per l'intera economia organica.

SAPERE COME CONSUMARE IL SUCCO DI LIMONE

Il momento migliore per assumere il succo di uno o due limoni è un'ora prima del pasto.

Assorbire il succo a piccoli sorsi, lasciandolo rimanere in bocca per breve tempo per stimolare le ghiandole salivari.

Così i principi di questo frutto ineguagliabile svolgono perfettamente il loro ruolo protettivo, depurativo e biocatalizzatore di tutto l'organismo.

Questo significa che dovrebbe essere consumato solo in questo modo? NO. Va assunto anche come condimento e ogni volta che può sostituire l'aceto alcolico.

Non condivido l'opinione di certi dietologi e naturopati che consigliano perentoriamente di bere sempre il succo di limone da solo e soprattutto non con insalata e proteine. Le proteine sono sostanze di origine animale e vegetale contenenti circa il 15% di azoto, il 50% di carbonio, il 7% di ossigeno, tracce di zolfo, sali minerali e vitamine.

L'ho sperimentato su me stesso, su membri della mia famiglia e su un gran numero di persone e affermo che non esiste incompatibilità tra carne, pesce e verdure fresche, anzi. Invece le piante ricche di amido, i cibi farinosi, i fagioli secchi, le lenticchie, i piselli, le fave vedono la loro digestione disturbata dal limone.

INCOMPABILITÀ

Il limone non deve essere assunto durante lo stesso pasto con avena, banane, grano, castagne, datteri, farina, fugas, fagioli, fiocchi d'avena, grano, mais, fagioli, lenticchie - in genere tutti gli alimenti amidacei - castagne candite, pane, patate dolci, pasta, pasticceria secca, piselli, mele, patate, riso, segale, semola.

Pertanto, qualora nel menù siano presenti gli alimenti sopra elencati, il limone va assunto solo lontano dai pasti - almeno un'ora prima o dopo la completa fine della digestione - ma mai durante i pasti.

Il limone, invece, può essere consumato contemporaneamente ai seguenti alimenti: aglio, mandorle, carciofi, asparagi, melanzane, barbabietole, bietole, arachidi (arachidi), carota, sedano, cerfoglio, cavolo, cavolfiore, cavolo rapa, zucca , zucchine, crescione, indivia, spinaci, finocchi, formaggio, olio, lattuga, valerianella, rape, nocciole, noci, cocco, uova, cipolle, olive, pastinaca, prezzemolo, peperoni, tarassaco, porri, pesce, peperoni, ravanelli, insalata verde, scorzonera, carne, vino.

CONDIMENTI

Il condimento, dall'annuncio, alla stagione, quindi messo nella stagione, porta alla perfezione. È un'arte. Il valore e il sapore di un piatto dipendono dal modo in cui viene condito. Bisogna riconoscere che molti cuochi e casalinghe mancano di fantasia a questo riguardo.

Le loro preparazioni offrono quindi poco piacere, sapore o spezie. Per compensare questa carenza ricorriamo al sale. Questo sale bianco molto salato, ma molto demineralizzato.

È una pratica che andrebbe rivista sia per promuovere la salute che per soddisfare le richieste dei buongustai.

Il limone deve svolgere un ruolo importante nella gamma di condimenti per insaporire le salse, compensare l'insipidezza di alcune carni e pesci e sostituire l'aceto nelle insalate. È necessario annaffiare abbondantemente le ostriche, sia per esaltare la loro succulenza marina, sia per igienizzarle. A questo proposito, il professor Ch. Richet ha dimostrato da decenni che basta un po' di limone per distruggere in quindici minuti il 92% dei batteri che proliferano nelle ostriche. Ma ovviamente non può occupare tutto lo spazio. È fondamentale imparare o reimparare a usare l'aglio, il sedano, l'erba cipollina, il cumino, il dragoncello, il finocchio, l'alloro, la maggiorana, la menta, la cipolla - soprattutto la cipolla bianca - il prezzemolo, il ravanello, il rafano, il timo e le diverse erbe vegetali. Tante fonti di piacere e salute.

Piatti con salse corte, scaloppine, tournedos, paupiettes, ecc., e fritture di pesce vanno sempre accompagnati da fette di limone.

E visto che siamo nel capitolo sui condimenti, vi segnalo che il limone può essere utilizzato anche per "condire" pasticcini, dessert e gelati.

Ecco, a questo proposito, tre ricette:

Fette di mela al limone

Prendete due mele grandi, tagliatele a fette larghe spesse un centimetro e mezzo; disporli in tre strati nella pirofila imburrata; aggiungere il succo di un limone, due cucchiai di miele e fiocchetti di burro, circa due cucchiaini. Cuocere in forno moderato per circa trenta minuti, finché le fette di mela saranno tenere. Servire caldo o freddo, con o senza crème fraîche.

Torta al limone

Preparare una pasta frolla con 250 g di farina, 125 g di grassi, 125 g di zucchero, un uovo. Disporre in una teglia da crostata e cuocere in forno moderato per 20 minuti.

Durante questa cottura preparate la crema al limone sbattendo in una terrina 3 tuorli d'uovo, 40 g di farina, 75 g di zucchero. Aggiungere il succo di un limone e la scorza grattugiata. Versate poi lentamente 3 dl di latte bollente, avendo cura di mescolare bene. Fate bollire, mescolando continuamente per evitare la formazione di grumi.

Togliere appena inizia a bollire, aggiungere 30 g di burro. Montare gli albumi a neve ben ferma, incorporando 75 g di zucchero semolato senza fermarsi.

Quando la base della crostata sarà cotta, sfornatela e guarnitela con la crema al limone.

Questa pasta frolla un po' complicata ma deliziosa non va tolta dallo stampo appena cotta. Lasciare raffreddare il tutto guarnito.

Gelato al limone

Prendete 200 g di ricotta, un bicchiere di latte, un uovo, 200 g di zucchero semolato, il succo di due limoni, la scorza di un limone e due vasetti di crème fraîche.

Per prima cosa sbattiamo per qualche minuto la ricotta ed il latte fino ad ottenere una crema molto omogenea e molto liscia. Aggiungere poi il tuorlo d'uovo e lo zucchero.

Aggiungere lentamente il succo di due limoni a filo, quindi aggiungere la scorza grattugiata finemente.

Montare a neve ferma la panna e l'albume e unirli al primo composto.

Infine versare il tutto in una vaschetta per i cubetti di ghiaccio e lasciare congelare in frigorifero per tre ore.

BEVANDE

Il limone, come tutti sanno, viene utilizzato per preparare ottime e rinfrescanti bevande, utili e piacevoli? sia i malati che i sani.

La limonata è particolarmente apprezzata. È ampiamente consumato nell'Oriente arabo, dove è il luogo di origine.

Ho già indicato come preparare la limonata calda, che è semplicemente un infuso consistente nel versare due litri di acqua bollente su due o tre limoni tagliati a fettine sottili e addolcirlo a piacere con miele o zucchero.

La limonata fredda o la limonata è particolarmente indicata per dissetare l'estate e può essere somministrata anche ai pazienti febbricitanti, qualunque sia la natura dell'infezione.

Il "limone spremuto" freddo è senza dubbio una delle bevande più piacevoli e tonificanti.

La limonata diventa soda aggiungendo acqua frizzante.

Puoi mescolare con soda o succo di limone spremuto dal pompelmo o dall'arancia, o anche dall'ananas o dal lampone. La bevanda risultante sarà solo migliore.

Ecco un'altra ricetta al limone-pompelmo-arancia: una tazza di succo di pompelmo, un'arancia tagliata a pezzetti compresa la buccia, un limone tagliato a pezzetti compresa la buccia: frullare i due frutti, aggiungere tre cucchiai di zucchero a velo e il succo di pompelmo; servire freddo; Se si preferisce, la frutta frullata può essere filtrata.

La limonata diventa soda aggiungendo acqua frizzante.

Puoi mescolarlo con soda o limone spremuto con succo di pompelmo o arancia, o anche ananas o lampone. La bevanda risultante sarà solo migliore.

Ecco un'altra ricetta limone-pompelmo-arancia: una tazza di succo di pompelmo, un'arancia tagliata a pezzetti compresa la buccia, un limone tagliato con la buccia: frullare i due frutti, aggiungere tre cucchiai di zucchero a velo e il succo di pompelmo; servire freddo;   se si preferisce, la frutta frullata può essere filtrata.

Infine, e questo è molto importante, bisogna sempre ricordare che il limone ha potere battericida e batteriostatico. Il succo di limone uccide o neutralizza i bacilli della dissenteria, del tifo e del colera. Anche in caso di epidemia e ogni volta che l'acqua sembra sospetta, è prudente aggiungere un po' di limone.

CURA DELL'IGIENE E DELLA BELLEZZA

VISO

Le persone con la pelle grassa dovrebbero lavarsi il viso con succo di limone diluito ogni mattina. Usa un dischetto di cotone. Lasciare asciugare senza strofinare e applicare la crema o la polvere solo dopo aver atteso una ventina di minuti, in modo che la lozione penetri nel derma e lo rinforzi.

Il succo di limone usato puro ammorbidisce e schiarisce l'epidermide, soprattutto quella delle persone con la pelle grassa; ha un'azione scrubbante ed elimina gli antiestetici punti neri.

Le persone con la pelle secca dovrebbero anche usare un infuso di petali di rosa e una lozione con succo di carota. L'infuso di petali di rosa va utilizzato in impacchi caldi.

Il succo di limone è un ottimo regolatore della funzione vasomotoria della pelle. Questa proprietà ha l'effetto di migliorare notevolmente il trofismo dermico, cioè il dinamismo della nutrizione in seguito al miglioramento della circolazione capillare.

Come coadiuvante del trattamento interno, le lozioni al limone aiutano a rimuovere le macchie, combattere le screpolature, la pelle screpolata, i congelamenti e tutte le irritazioni. Applicare due o tre volte alla settimana delle fettine sottili sul viso - fronte, guance, mento - prestando attenzione agli occhi. Durata, mezz'ora. Se non vuoi restare ferma, puoi strofinarti il viso con la polpa di un limone o spalmarlo con crema di latte sbattuta con succo di limone. Trattamenti indicati contro seborrea e acne.

In combinazione con il miele, il succo di limone aiuta a mantenere il viso in forma più a lungo. Le persone con la pelle grassa dovrebbero lotarsi il viso con succo di limone diluito ogni mattina. Usa un dischetto di cotone. Lasciare asciugare senza strofinare e applicare la crema o la polvere solo dopo aver atteso una ventina di minuti, in modo che la lozione penetri nel derma e lo rinforzi.

Il succo di limone usato puro ammorbidisce e schiarisce l'epidermide, soprattutto quella delle persone con la pelle grassa; ha un'azione scrubbante ed elimina gli antiestetici punti neri.

Le persone con la pelle secca dovrebbero anche usare un infuso di petali di rosa e una lozione con succo di carota. L'infuso di petali di rosa va utilizzato in impacchi caldi.

Il succo di limone è un ottimo regolatore della funzione vasomotoria cutanea. Questa proprietà ha l'effetto di migliorare notevolmente il trofismo dermico, cioè il dinamismo della nutrizione in seguito al miglioramento della circolazione capillare.

Come coadiuvante del trattamento interno, le lozioni al limone aiutano a rimuovere le macchie, combattere le screpolature, la pelle screpolata, i congelamenti e tutte le irritazioni. Applicare due o tre volte alla settimana delle fettine sottili sul viso - fronte, guance, mento - prestando attenzione agli occhi. Durata, mezz'ora. Se non vuoi restare ferma, puoi strofinarti il viso con la polpa di un limone o spalmarlo con crema di latte sbattuta con succo di limone. Trattamenti indicati contro seborrea e acne.

In combinazione con il miele, il succo di limone aiuta a mantenere il viso tonico il più a lungo possibile, tonificandone la compattezza, tonificante l'epidermide e donandole quel colorito sano che tante donne cercano invano.

Per le lentiggini, strofinare le zone interessate con succo di limone.

BOCCA

I risciacqui con succo di limone diluito danno buoni risultati, soprattutto se la lingua è molto carica; puliscono l'ambiente orale.

"Per avere denti bianchissimi e gengive rinforzate, raccomanda Léonce Carlier in: Frutta e verdura curativa, spazzolarli vigorosamente ogni settimana con succo di limone. Otteniamo un ottimo dentifricio, che garantisce il candore dei denti e rinforza le gengive, riducendo in polvere un limone calcinato in forno dopo averlo tempestato di chiodi di garofano.

"Per facilitare la fuoriuscita dei denti al bambino, strofinagli le gengive con un dito molto pulito intinto in una miscela di acqua bollita e succo di limone in parti uguali. »

Sulle punture di insetti applicare una fetta o parte di una fetta di limone. Il succo igienizza il morso e lenisce il prurito.

MANI

Anche le mani delle donne necessitano di cure costanti.

Potete preparare voi stessi una crema tonificante ed emolliente con glicerina, olio di mandorle dolci, cera bianca, bianco di balena, acqua - crema fredda - e limone. Usa questa crema ogni giorno quando ti lavi al mattino e quando le mani hanno lavorato in acqua - lavando, lavando i piatti.

Crea una maschera leggera dalla punta delle dita ai polsi. Gli effetti dannosi della famiglia saranno neutralizzati. Le mani non saranno mai rosse, rimarranno morbide ed elastiche.

In mancanza della crema sopra potete accontentarvi di una miscela di tre parti uguali di limone, acqua di Colonia e glicerina.

Dopo aver sbucciato le verdure, le macchie scompariranno se strofinate con un assorbente imbevuto di succo di limone.

In estate è spiacevole avere le mani sudate. Questo inconveniente si ridurrà notevolmente se avrete cura di ungervi le mani con una miscela di acqua di Colonia e limone: per un quarto di litro, il succo di un limone.

Infine, per rinforzare le unghie fragili o screpolate, fate loro un bagno molto caldo al limone.

DEODORANTE ASSOLUTO

Aggiungendo questo capitolo a questa nuova edizione, devo rendere omaggio alla mia collega e amica Eva Loercher che ha scoperto una virtù sconosciuta ma preziosa, oh così preziosa, del limone. Da parte mia, ho solo controllato un esperimento. Qual è l'espressione della mia gratitudine qui ?

*　*　*

Sono poche le persone che non sperimentano qualche difficoltà con le ascelle. in tutte le stagioni e particolarmente in estate, ma anche quando siamo agitati, quando siamo in uno stato di tensione, che si tratti dell'esecuzione di un lavoro, di un ricevimento, di una visita, o di fare qualche passo di danza. Immediatamente le ascelle producono e gli odori temuti vengono esalati nella misura in cui non sono state prese sufficienti precauzioni, o il deodorante utilizzato non mantiene le sue promesse.

Alcune persone soffrono, a questo riguardo, di una vera e propria infermità. Nonostante osservino una meticolosa igiene igienica, non appena fanno il minimo sforzo, o sotto l'influenza dell'emozione più innocua, l'odore delle loro ascelle diventa rapidamente angosciante per chi li circonda, se non per se stessi. Questi soggetti soffrono di quella che viene chiamata bromidrosi.

Senza dubbio, i deodoranti esistono per ridurre questi odori permeanti, e sono così pervasivi come in psicologia. Ma qui non si può parlare di valore, e i deodoranti sono lungi dall'essere la soluzione ideale.

Che si tratti della bottiglia roll-on per latti speciali da utilizzare su pelli sensibili, o degli stick che sono per lo più gel alcolici, dall'atomizzatore per liquidi alcolici, non costituiscono mai

75

il deodorante assoluto. È raro che ti permettano di andare lontano, ed è essenziale averne qualcuno con te, in tasca o nella borsetta, in preparazione ad un possibile collegamento. Alcune marche possono essere spruzzate sui vestiti ed eliminare così gli odori indesiderati che vi ristagnano.

I deodoranti più efficaci sono quelli che fermano la traspirazione, gli antitraspiranti o gli antitraspiranti. Certamente non è eccessivamente dannoso smettere di sudare sotto le ascelle. Ma non è salutare fermarlo del tutto. Il miglior deodorante, a questo proposito, è quello che ne garantisce la regolazione o in altre parole ne evita gli eccessi e, in ogni caso, ne neutralizza le conseguenze fetide. Diciamo subito che, in commercio, questo deodorante ideale non esiste. Un deodorante astringente ha questa qualità oppure non ce l'ha, ma non ne ha la metà. È tutto o niente.

Questi prodotti bloccano la fermentazione batterica nella misura in cui bloccano la secrezione delle ghiandole sudoripare delle ascelle e questo è il segreto della loro relativa efficacia. I deodoranti non antitraspiranti ostacolano la fermentazione senza impedirla completamente, e la loro azione è quindi molto meno marcata e ancor più transitoria.

Ma c'è di più grave: molte persone non tollerano bene questi antitraspiranti e si manifestano attraverso una risposta allergica sotto forma di arrossamento, prurito, prurito e talvolta linfoadenite o infiammazione dei linfonodi.

Tutti sanno che esistono deodoranti ipoallergenici. Sono efficaci? Non ne abbiamo trovato nessuno che lo faccia. Allora torniamo al prodotto irritante per non attirare il sarcasmo di chi ci circonda, dei colleghi d'ufficio o di negozio... e ancora una volta si manifestano manifestazioni allergiche! Possono essere seri, anche seri. E, nel lungo periodo, sappiamo cosa succede?

È da queste considerazioni che Eva Loercher ha ricercato, provando diverse formule senza tralasciare quelle erboristiche. Invano. E un giorno, nell'agosto del 1974, mentre si stava lotando la fronte con puro limone, ebbe l'idea di applicarlo sulle ascelle.

DEODORANTE ASSOLUTO

Faceva caldo, aveva diverse visite da fare e un intervento importante. Una giornata faticosa. Eva ha fatto tutto quello che doveva fare tra le nove e le sei. Non pensava più all'applicazione del limone. Ma a fine pomeriggio, quando tornava, gli tornava in mente il gesto della mattinata. "È strano", si disse, "non ho usato il deodorante, mi è capitato di usare il limone… e nemmeno il minimo odore!" ".

Tutto è iniziato da lì. Il giorno dopo ha ripetuto l'esperienza e nei giorni successivi: efficacia totale. È stato scoperto il deodorante assoluto.

Eva me ne ha parlato. L'ho provato su me stesso: stesso risultato sorprendente: il limone previene la fermentazione batterica e regola la traspirazione. Inoltre, la durata dell'effetto deodorante è superiore alle ventiquattro ore, lasciando molto indietro tutti gli altri prodotti sul mercato che parlano solo di questo vantaggio.

Da questa doppia osservazione si è deciso di prolungare l'esperimento per dodici mesi, dal settembre 1974 alla fine del 1975. Ecco i risultati.

I soggetti studiati sono stati ventisette, così distribuiti:

Uomini donne

Tra i 15 ed i 25 anni	2	1
Tra i 21 ed i 40 anni	6	8
Tra 41 e 60 anni	5	4
Oltre 60 anni	1	
	----	----
	14 + 13 = 27	

Di questi, cinque persone erano afflitte da un odore ascellare particolarmente sgradevole.

Ogni mattina dopo il lavaggio, ciascun soggetto che ha

accettato di partecipare all'esperimento ha effettuato la seguente applicazione:

Spremitura di dieci gocce di limone, nel palmo della mano o in un bicchiere, e applicazione di questa quantità di succo sotto l'ascella, assicurandosi che l'intera superficie dell'ascella sia coperta.

Espressione di dieci gocce e applicazione identica sull'altra ascella.

*

* *

Qualunque sia l'età, il sesso, la professione, l'esercizio fisico, la distrazione adottata, il grado igrometrico dell'aria, la permanenza all'aria aperta, la permanenza all'aria aperta o in atmosfera confinata, l'odore in venticinque persone su ventisette è inesistente, anche dopo una veglia inquieta.

Negli altri due soggetti abbiamo notato, a fuoco vivo, dopo un notevole lavoro muscolare, un odore di sudore ma senza il grado di fetidità che questi stessi soggetti osservavano prima dell'uso del limone.

Va notato che tre donne con forte sudorazione delle ascelle hanno applicato il limone prima di iniziare la loro attività domestica. Dopo tre ore di lavoro relativamente intenso, non avevano odore. D'altra parte, senza limone, l'odore era particolarmente forte.

Il proseguimento dell'esperimento dimostrò che per l'attività normale, anche a caldo elevato, l'efficacia era totale nei ventisette.

REAZIONI ISTINTIVE

In tre soggetti, un'adolescente, una giovane donna e un uomo di sessant'anni, abbiamo osservato all'inizio dell'esperimento un'irritazione epidermica che appariva nell'adolescente sotto forma di macchie ovulari rosse larghe circa due centimetri, e in gli altri due dalla comparsa di piccole papule rosate. In tutti e tre i soggetti la reazione è stata leggermente pruriginosa.

DEODORANTE ASSOLUTO

Le applicazioni di limone furono sospese per quattro giorni e le reazioni cutanee furono combattute con un po' di pomata all'omeoplasmina. L'uso del succo di limone è stato ripreso il quinto giorno successivo all'interruzione, ma i tre soggetti lo hanno preceduto con un'applicazione di omeoplasmina, pari ad un chicco di riso distribuito su tutta la superficie dell'ascella. Pertanto per un mese non è stata osservata alcuna irritazione. Poi abbiamo smesso di usare l'omeoplasmina e è stato applicato direttamente il succo di limone: non si è più notata alcuna irritazione.

TRÈS IMPORTANT

La moda attuale per le donne è la depilazione regolare delle ascelle. Si dice che non sia solo una questione di moda o di preoccupazione per l'estetica, ma di comodità e igiene. Questo è discutibile. In ogni caso, la moda ha i suoi imperativi e per i nostri scopi, diremo che il giorno della rasatura elettrica o meccanica o il giorno dell'utilizzo di un depilatorio (noi lo sconsigliamo), è necessario attendere circa dieci ore, altrimenti ventiquattro, prima di usare il succo di limone, nonché un deodorante antitraspirante o meno. Altrimenti l'irritazione sarebbe inevitabile.

Dopo la rasatura, stendere un po' di pomata all'omeoplasmina su tutta la superficie.

* * *

Tali esperimenti hanno dimostrato la completa assenza di manifestazioni di intolleranza alle applicazioni giornaliere e prolungate per un anno di succo di limone.

Le reazioni riportate in tre soggetti sono transitorie e sembrano essere reazioni di adattamento. Non vi è alcuna reazione allergica al succo di limone in nessuno dei ventisette soggetti, nemmeno in due persone con pelle sensibile, soggette a epidemie di orticaria relativamente frequenti, se, ovviamente, le applicazioni vengono effettuate come indicato.

In alcuni soggetti, infatti, una dose superiore a dieci gocce è troppo forte e provoca irritazione. Irritazione che non ha carattere allarmante, come può accadere con alcuni prodotti cosmetici. Irritazione che scompare con l'interruzione delle applicazioni e non ricompare più se si ha cura di utilizzare preventivamente l'Omeoplasmina e di non eccedere nella dose.

Infine, l'efficacia del succo di limone è totale e si protrae, anche a fuoco vivo, per ventiquattr'ore. È il deodorante assoluto.

COME CONCLUSIONE

Cosa non è stato scritto contro il limone? Si noti che l'opposizione agli agrumi in generale non proviene solo dai professionisti della medicina classica, ma anche dai sostenitori della medicina classica, ma anche dai sostenitori della medicina naturale. Il dottor Paul Carton, l'ho citato, era un deciso oppositore di tutti i frutti acidi e in particolare del limone.

Un discepolo di Paul Carton, il dottor André Schlemmer, scriveva in particolare: "Il limone dovrebbe essere tenuto lontano dalla tavola della famiglia. L'acido citrico è molto più aggressivo dell'acido acetico presente nell'aceto. Mezzo limone lasciato su una biglia la corroderà. Qui il buon dottor Schlemmer, come tanti altri, ha tratto da un'osservazione corretta una conclusione falsa. Se si fosse preso la briga di raccogliere il succo gastrico e di metterlo su un marmo, avrebbe notato una corrosione ancora maggiore. E se da questo stesso succo gastrico avesse estratto l'acido cloridrico, l'effetto corrosivo sarebbe stato ancora più marcato.

Non bisogna mai fare un esperimento a metà, e non dimenticare, per quanto riguarda la chimica digestiva, che se il nostro stomaco è ben protetto dall'acido cloridrico del succo gastrico, è quindi protetto anche dall'acido citrico.

Ma ciò che i detrattori dimenticano è che gli acidi dei frutti una volta penetrati nell'organismo vengono ossidati, e, di conseguenza, trasformati in carbonati alcalini, fenomeno facilmente verificabile dall'alcalinizzazione delle urine dopo l'ingestione di una certa quantità di frutti acidi, due o tre limoni per esempio.

Lungi dall'acidificare il siero sanguigno e l'ambiente interno, il limone al contrario lo alcalinizza e favorisce la nutrizione delle ossa, a patto di un apporto sufficiente di calcio, fosforo, magnesio, silice e oligoelementi, in particolare rame.

Se durante una cura al limone il suo succo dà origine a qualche disturbo e in particolare a manifestazioni gastriche, il limone allora svolge solo il ruolo di rivelatore; non è in nessun caso, tranne che in un'allergia estremamente rara, la causa del disturbo.

Tutti i medici, gli igienisti, i ricercatori che hanno sperimentato razionalmente il limone, e non si sono accontentati di poche osservazioni sui pazienti del tratto digestivo, attestano il valore di questo frutto, non che sia una panacea, ma un agente naturale che occupa un posto posto importante nella difesa della salute, grazie alle sue molteplici proprietà.

Nel campo della pediatria è accertato che il limone è molto benefico per i bambini. Il professore di pediatria R. F..., della Facoltà di Medicina di Lione, ha fatto, in un'intervista sull'alimentazione infantile, questa affermazione, la cui importanza invito i miei lettori a ricordare.

"Devi sapere che il succo d'arancia, non sempre ben tollerato dai bambini, può essere vantaggiosamente sostituito dal succo di limone. Questo, alla dose di mezzo cucchiaino diluito in un po' di acqua zuccherata, ha il vantaggio di essere non solo antiscorbutico, ma anche antirachitico, grazie all'apporto di acido citrico che «contiene».

Se rimaneva nella mente di certi lettori il minimo dubbio, esso risulta ormai infondato, poiché il limone è favorevole, salvo rare eccezioni o affezioni dell'apparato digerente, a tutti i soggetti, dai neonati agli anziani.

IL LIMONE MOLTO MIGLIORE
SOLO CHEMIOTERAPIA !!!

E' certo ???

Questa è l'ultima novità in campo medico, efficace nella lotta contro il cancro !!!

Leggi attentamente il messaggio che mi è appena stato inviato, spero che lo trasmetterai !!!

Benefici del limone.

Il limone (agrumi) è un prodotto miracoloso per uccidere le cellule tumorali. È 10.000 volte più potente della chemioterapia. Perché non ne siamo consapevoli? Perché ci sono laboratori interessati a realizzarne una versione sintetica che porterà loro enormi profitti.

Ora puoi aiutare un amico bisognoso facendogli sapere che il succo di limone è utile per prevenire le malattie. Ha un sapore gradevole e non produce gli effetti orribili della chemioterapia.

Se ne hai la possibilità, pianta un albero di limone nel tuo patio o giardino.

Quante persone muoiono mentre questo segreto viene gelosamente custodito per non danneggiare i profitti multimilionari delle grandi aziende?

Come sapete, l'albero di limone è basso, non occupa molto spazio ed è noto per le sue varietà di limoni e lime.

Puoi consumare il frutto in diversi modi: puoi mangiare la polpa, spremerla in succo, preparare bevande, sorbetti, pasticcini, ecc.

Gli vengono attribuite diverse virtù ma la più interessante è l'effetto che produce su cisti e tumori. Questa pianta è un rimedio provato contro tutti i tipi di cancro. Alcuni sostengono che è di grande utilità in tutte le varianti del cancro. È inoltre considerato un agente antimicrobico ad ampio spettro contro infezioni batteriche e funghi, efficace contro parassiti interni e vermi, regola la pressione alta ed è antidepressivo, combatte la tensione e i disturbi nervosi.

La fonte di queste informazioni è affascinante: proviene da uno dei maggiori produttori di farmaci al mondo, il quale sostiene che dopo più di 20 test di laboratorio dal 1970, gli estratti hanno rivelato che: Distrugge le cellule maligne in 12 tipi di cancro, inclusi colon, seno , prostata, polmone e pancreas...

È stato dimostrato che i composti di questo albero funzionano 10.000 volte meglio dell'Adriamicina, un farmaco chemioterapico comunemente usato in tutto il mondo, nel rallentare la crescita delle cellule tumorali. E ciò che è ancora più sorprendente: questo tipo di terapia con l'estratto di limone non solo distrugge le cellule tumorali maligne e non colpisce le cellule sane.

Istituto di Scienze della Salute, L.L.C. 819 N. Causez Street, Baltimora, MD 1201

Table des matières

ALIMENTAZIONE

CURA DELL'IGIENE E DELLA BELLEZZA

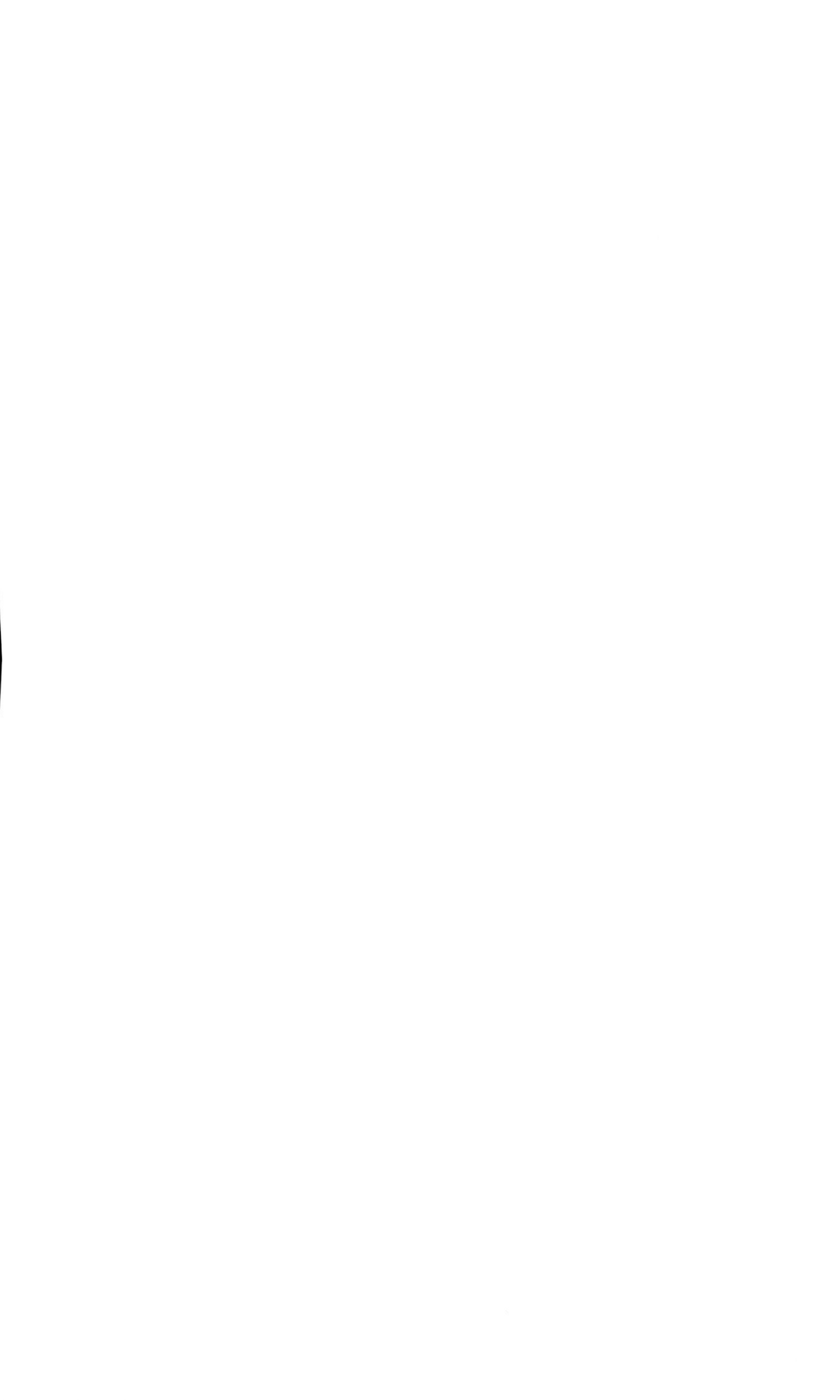